LETTRES

A

ÉMILE

PRINCIPAUX OUVRAGES DE L'AUTEUR

1861. **Du chancre produit par la contagion des accidents secondaires de la syphilis.** 1 volume in-8, 2e édition.

1864. **Traité théorique et pratique des maladies vénériennes.** 1 fort volume in-8.

1865. **Examen des nouvelles doctrines sur la syphilis.** — Unicisme et dualisme. Br. in-8.

1873. **La syphilis dans ses rapports avec le mariage.** 1 volume in-12.

1875. **Aphorismes sur les maladies vénériennes,** suivis d'un Formulaire magistral pour le traitement de ces maladies. 1 volume in-18, 2e édition.

1876. **De la dilatation médiate, lente et progressive,** appliquée au traitement des rétrécissements de l'urèthre. Br. in-8.

PARIS. — IMPRIMERIE ÉMILE MARTINET, RUE MIGNON, 2.

LETTRES

A

ÉMILE

SUR L'ART DE SE PRÉSERVER DU MAL VÉNÉRIEN
ET DES CHARLATANS QUI L'EXPLOITENT

POUR FAIRE SUITE A TOUS LES TRAITÉS D'ÉDUCATION
DESTINÉS AUX JEUNES GENS

PAR

EDMOND LANGLEBERT

DOCTEUR EN MÉDECINE, OFFICIER D'ACADÉMIE

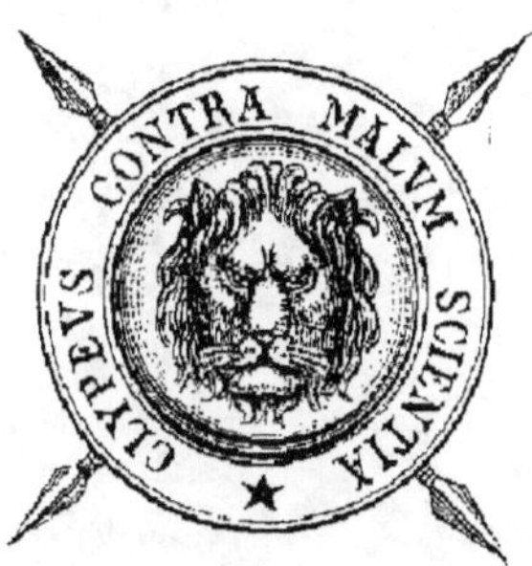

PARIS

V. ADRIEN DELAHAYE, LIBRAIRE-ÉDITEUR

PLACE DE L'ÉCOLE-DE-MÉDECINE

—

1880

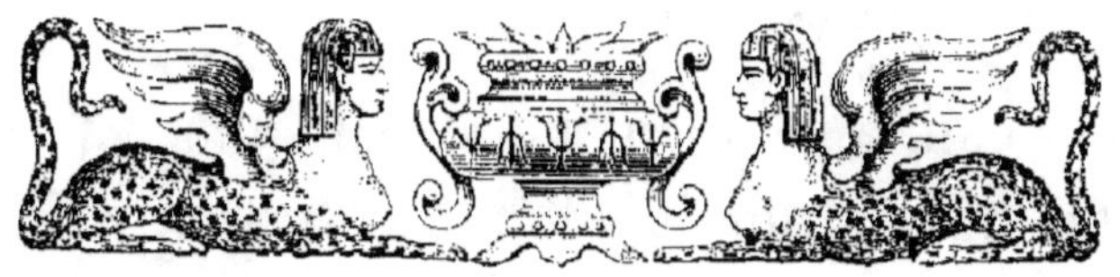

AVANT-PROPOS

Vingt-cinq ans passés dans la pratique et dans l'enseignement des *maladies vénériennes* ont pu nous donner, sinon le talent, du moins l'autorité nécessaire pour mettre à exécution un projet depuis longtemps médité : celui d'ajouter un dernier chapitre au livre immortel de J.-J. Rousseau. Idée singulière ou tout au moins présomptueuse, me dira-t-on. Je le sais, et peu me coûte d'avouer ici que pareille audace ne m'a été inspirée que par la certitude de trouver mon excuse dans l'utilité du but que je me suis proposé.

Mon désir, comme médecin, est de compléter l'éducation d'Émile, qui a tout appris, excepté ce qu'il faut savoir pour vivre à Corinthe. Je veux lui dire les dangers qui menacent ses premiers pas dans cette ville des plaisirs, où l'attirent ses instincts, plus forts

hélas ! et bien autrement persuasifs que les
éloquentes leçons que lui donna son maître.
Je veux lui montrer les pièges tendus par nos
Laïs de boudoir ou de carrefour et par leur
immonde séquelle aux entraînements et à
l'inexpérience de son âge.

Aux entraînements de la jeunesse, insensé
qui voudrait résister de front. Ulysse, ô sage
Ulysse ! reste au gouvernail ! surveille tes
voiles, mais laisse passer l'orage; il n'aura
qu'un temps. « Nos passions, a dit le maître
d'Émile, sont les principaux instruments de
notre conservation. C'est donc une entreprise
aussi vaine que ridicule de vouloir les détruire ; c'est contrôler la nature, c'est vouloir
réformer l'ouvrage de Dieu. » Mais nous pouvons du moins et nous devons, par de sages
conseils et par l'exemple, chercher à combattre l'inexpérience, notre pire ennemie. Le
papillon, séduit par la lumière, traverse la
flamme et y brûle ses ailes; le guérir, quand
on le peut, c'est bien; mais mieux eût valu lui
apprendre d'avance à se garer du feu. Ne
craignons donc point, sous le prétexte d'une
fausse pudeur, d'enseigner aux jeunes gens ce

qu'ils ne tarderaient pas à connaître par eux-mêmes et à leurs dépens.

La *prophylaxie* des maladies vénériennes (c'est ainsi qu'on appelle en grec et en médecine l'art de s'en préserver) a été l'objet de nombreux travaux. La plupart des auteurs qui se sont occupés de ces maladies ont tenu à honneur de mettre en relief dans leurs écrits ce sujet délicat et scabreux de l'hygiène privée. Je ne ferai moi-même que reproduire ici, en les modifiant seulement dans la forme, une foule d'articles du même genre, disséminés dans mes précédents ouvrages. Mais il est un côté de la question que j'avais jusqu'à présent passé sous silence, et que je me propose de traiter ici avec tous les détails que mérite son importance, au point de vue des plus chers intérêts de mes jeunes lecteurs. Je veux parler du *charlatanisme médical*, plus dangereux cent fois que les séductions de Laïs pour la santé et pour la bourse des malheureux qui se laissent prendre dans ses filets.

La courtisane donne le mal; le charlatan l'aggrave et le prolonge, en le compliquant de

l'amertume de ses drogues, vendues au poids
de l'or. Démasquer cette exploitation sans
honte, mettre à nu cette lèpre sociale, qui, de
nos jours, et dans toutes les branches de la
médecine, a pris les proportions d'une véritable calamité publique, sera donc faire œuvre
bonne et utile.

Par de nombreux exemples, pris dans notre
clientèle ou ailleurs, par l'indication nette,
précise, de ce que peut l'art de guérir dans la
spécialité qui nous occupe, nous mettrons le
public à même d'apprécier la valeur de ces
prétendues *cures radicales*, de tous ces *traite-
ments infaillibles*, approuvés par les Académies de Pontoise ou de Baume-les-Dames,
de tous ces *remèdes souverains, merveilleux, toniques, sudorifiques, apéritifs, dépuratifs, etc., etc.*, dont les annonces, prospectus,
affiches multicolores, de grand et petit format,
font jour et nuit violence à nos regards, dans
nos journaux, sur nos murailles, et jusqu'au
plus profond de nos grottes Vespasiennes, leur
sentine privilégiée. Nous dirons les faits et
gestes de tous ces médicastres vide-goussets,
exploiteurs patentés de la bêtise humaine, qui

n'ont pris ou acheté leur diplôme que comme
un port-d'armes pour chasser le pigeon.

Nous avons, je dois le dire, longtemps hésité
avant d'aborder ce triste sujet, poussé d'un
côté par l'intérêt public, retenu de l'autre
par la crainte de nuire à la considération
médicale. La réflexion a mis fin à nos scru-
pules, en nous démontrant que cette crainte
était vaine. Le déshonneur de quelques-uns
de ses membres ne saurait rejaillir sur une
corporation tout entière, trop haut placée,
pour qu'il puisse l'atteindre, dans l'estime de
tous. L'auteur des *Provinciales*, si profondément religieux, flagellant de sa mordante
ironie quelques pieux charlatans, savait bien
qu'il ne porterait aucun préjudice à la vraie
religion ni au prêtre qui sait dignement la
servir. Et quand on voit combien il est facile
au médecin de faire fortune hors du droit
chemin, on ne peut qu'admirer combien est
petit le nombre de ceux qui succombent,
comparé à la masse de ceux qui préfèrent
l'honnête aisance aux jouissances du bien mal
acquis.

1.

Ces *Lettres à Émile* se diviseront donc en deux parties distinctes, mais se faisant naturellement suite et se complétant : La *prophylaxie des maladies vénériennes* et la *prophylaxie du charlatanisme*.

Notre littérature médicale, si riche déjà, trop riche peut-être en traités spéciaux sur le mal vénérien, manquait encore d'un livre de ce genre. Heureux si, en comblant cette lacune, nous avons pu utilement répondre au désir maintes fois exprimé par des pères de famille, qui, sachant par expérience combien peu la crainte du mal empêche de s'y exposer, regrettaient de n'avoir eu jusqu'alors, comme unique moyen d'en préserver leurs fils, que la visite traditionnelle à l'hôpital ou au musée Dupuytren.

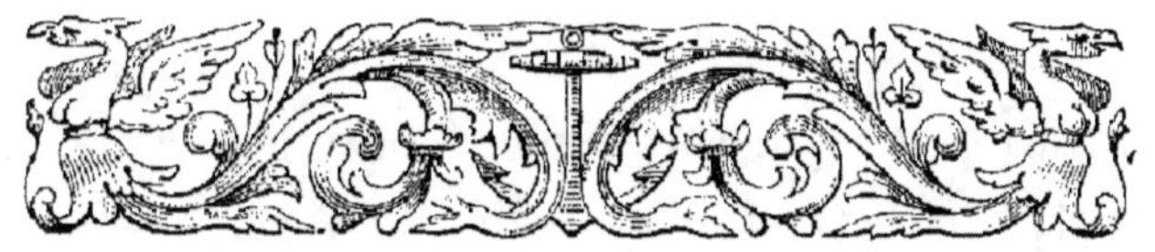

LETTRES A ÉMILE

PREMIÈRE PARTIE

PROPHYLAXIE DES MALADIES VÉNÉRIENNÈS

PREMIÈRE LETTRE

CONSIDÉRATIONS GÉNÉRALES.
COUP D'ŒIL SUR L'ENSEMBLE DES MALADIES
VÉNÉRIENNES.

« Prévenir le mal! c'est le but capital du médecin; c'est celui dont la poursuite persévérante
peint le mieux, honore le plus son caractère. »

Aucune autre épigraphe, qu'il nous soit permis
de le dire, ne pourrait plus justement s'appliquer à ce livre, en résumer l'esprit, que ces belles
paroles de notre éminent confrère, le docteur
Diday. Est-il, en effet, pour le médecin, tâche plus
noble et plus méritoire que de chercher à écarter ce

mal redoutable, ce poison caché, comme le ver dans le fruit, aux sources mêmes de la vie? Aussi bien la prophylaxie des maladies vénériennes devrait-elle être et serait-elle en plus grand honneur parmi nous si, par malheur pour elle et pour les médecins qui en ont fait l'objet de sérieuses études, cette branche si intéressante de l'hygiène n'avait eu de tout temps et en tous lieux le fâcheux privilège d'attirer sur elle les regards et la griffe du charlatanisme. Quelle autre proie, en effet, pourrait-il espérer plus facile à prendre, plus docile et mieux disposée à se livrer à lui, que cette peur du mal doublée du désir de l'affronter, et survivant, plus forte encore, au désir satisfait? Nous n'en finirions pas s'il nous fallait ici énumérer seulement tous les composés secrets, chimiques ou pharmaceutiques, teintures, mixtures, eaux de Vénus et autres cosmétiques du même genre, tour à tour offerts à la crédulité publique comme recettes infaillibles pour éviter le ver en savourant le fruit... Mais disons tout de suite, et bien haut, que la science médicale, malgré les plus louables efforts, n'a pu jusqu'à présent nous mettre en possession d'aucun préservatif certain, d'aucun moyen sur lequel nous puissions entièrement compter. *Rien, absolument rien, ne peut donner en cette matière une sécurité complète.*

Est-ce à dire cependant que l'homme soit totalement sans défense contre un danger qu'il affronte chaque jour, poussé par un instinct irrésistible? Non, assurément, car si la science n'a pas encore trouvé de préservatif infaillible, elle a du moins tracé des règles, indiqué des précautions, dont l'expérience a prouvé l'efficacité, pour atténuer autant qu'il était possible les chances de contamination vénérienne. « La médecine, dit M. Diday, a dignement marqué sa place dans cette guerre qu'elle a engagée pour le bien public, au détriment de ses intérêts professionnels. Parent-Duchâtelet, Ricord, Vléminckx, Ratier, Vénot, Auzias-Turenne, Spérino, Melchior Robert, Rodet, Sandouville, Davila, Lagneau fils, Langlebert, chacun de ces noms rappelle un service ou un effort. »

Mais avant d'enseigner aux autres les précautions dont il convient de s'entourer dans toute aventure galante et périlleuse, peut-être ferions-nous bien de prendre nous-même quelques précautions... oratoires, en abordant un sujet rempli d'écueils, où la plume la plus sévère court à chaque instant le risque d'oublier le respect dû au lecteur français.... Français ou non, que nos lecteurs se rassurent; car la science est toujours chaste, et nous ne voulons être ici que son humble interprète. Tout en donnant carrière à une certaine liberté d'esprit, que l'on ne saurait exclure d'un pareil sujet, nous couvrirons d'un voile demi-transparent **tous les détails** dont la crudité par trop technique pourrait offenser la pudeur ou le bon goût.

Une objection d'un autre ordre a été faite et souvent opposée par de prétendus moralistes aux auteurs qui ont voulu **traiter ce même sujet**. Est-il du devoir du médecin, leur disait-on, de chercher à prévenir un mal que le ciel a réservé comme la juste punition du libertinage? N'est-ce pas encourager le vice, exciter à la débauche, favoriser par l'appât de l'impunité le dérèglement des mœurs, etc., etc. ?... Le bon sens et la raison ont depuis longtemps fait justice de cette objection ; nous n'avons donc plus à nous en préoccuper. Nous n'avons plus à craindre le triste sort de ce malheureux Guilbert de Préval, qui, pour avoir vanté un préservatif, dont il publiait généreusement la recette (mélange d'eau de chaux, d'alcool et de sublimé), se voyait, en 1772, en plein siècle de Voltaire, rayé de la liste des docteurs régents de la Faculté de médecine de Paris, et, pour comble d'humiliation, publiquement traité par la docte

compagnie « d'homme sans mœurs et sans pro-
bité, de fripon et d'infâme ».

De quel poids pèserait aujourd'hui l'anathème
dont Léon XII, il y a de cela cinquante ans à peine,
frappait un des préservatifs les plus connus,
comme entravant les décrets de la Providence « qui
a voulu punir les créatures par où elles avaient pé-
ché »?... Maxime infaillible, il faut bien le croire,
mais à laquelle cependant nous nous permettrons
d'objecter humblement, et avec tout le respect dû
à son infaillibilité, que le mal dont il s'agit va
chercher ses victimes ailleurs que parmi ceux qui
volontairement s'y exposent : un enfant l'apporte
en naissant, une femme vertueuse le reçoit de
son mari, une nourrice de son nourrisson, qui le
transmet à ses propres enfants, etc., etc. Que
penser dès lors d'une justice qui confondrait dans
le même châtiment innocents et coupables?

Mieux inspiré, quoique non infaillible, était
M. Ricord, quand il écrivait dans son *Traité de
l'inoculation* (1838) que « le Créateur de toutes
choses, qui a si généreusement placé l'instinct de
conservation en opposition à tout ce qui peut at-
taquer notre existence, n'a pas voulu, sans doute,
que le génie de l'homme, si fécond en ressources
conservatrices, restât inactif et muet en face du
plus grand des dangers, de celui qui menace sa

vie dans tous ses instants et jusque dans sa source ». Répétons enfin avec Horne « qu'il faudra regarder comme le véritable bienfaiteur du monde, comme le conservateur de l'espèce la plus faible et la plus souvent sacrifiée, celui qui découvrira le véritable secret de nous préserver de la contagion la plus terrible qui ait jamais menacé l'humanité. »

La première et la plus urgente des conditions nécessaires pour se garantir d'un ennemi, est de le bien connaître, de savoir où il se cache, quels coups il peut porter. Etudions donc d'abord notre ennemi, le mal vénérien. Apprenons, pour les éviter, les causes qui le font naître, les diverses formes sous lesquelles il se présente au début.

Ces formes sont au nombre de trois principales : la *blennorrhagie*, le *chancre* et la *syphilis*.

I. BLENNORRHAGIE. — On désigne sous ce nom une inflammation propre à certaines membranes muqueuses, pouvant se transmettre par contagion d'un individu à un autre, et dont le caractère essentiel est une sécrétion plus ou moins abondante de *muco-pus*, c'est-à-dire de mucus et de pus mélangés en des proportions variables.

La muqueuse de l'urèthre, celle qui tapisse le gland et la face interne du prépuce sont, chez l'homme, les membranes les plus susceptibles d'être affectées de blennorrhagie. Chez la femme, les muqueuses vaginale et utérine, et aussi celle de l'urèthre, en sont le siège le plus habituel. Dans les deux sexes, la conjonctive, membrane muqueuse de l'œil et des paupières, peut en être également atteinte, et devenir ainsi la proie d'une des maladies les plus redoutables, mais heureusement assez rare, l'*ophthalmie blennorrhagique*. Nous ne nous occuperons ici que de la blennorrha-gie de l'urèthre, qui est de beaucoup la plus commune, surtout chez l'homme, et qui seule mérite notre intérêt au point de vue de la prophylaxie, les moyens de s'en préserver s'appliquant tout aussi bien aux autres variétés de la même maladie.

La *blennorrhagie de l'urèthre*, ou blennorrhagie proprement dite, que l'on désigne encore sous les noms de *gonorrhée, chaudepisse, coulante, écoulement, échauffement*, est caractérisée par l'écoulement hors du canal d'une matière purulente, plus ou moins épaisse, jaune ou verdâtre, et par une cuisson plus ou moins vive en urinant (chaudepisse). Quand la blennorrhagie devient chronique, elle prend le nom de *blennorrhée*, vulgairement *suintement* ou *goutte militaire*.

La cause la plus puissante de la blennorrhagie uréthrale chez l'homme est évidemment la contagion, c'est-à-dire le contact d'une femme affectée elle-même de blennorrhagie. Mais cette cause n'est pas la plus fréquente. Presque tous les médecins sont aujourd'hui d'accord pour reconnaître que la cause la plus ordinaire de cette maladie réside dans l'abus des plaisirs sexuels, avec des femmes atteintes de catarrhe utérin, affection si commune dans les grandes villes, et surtout à Paris, où tant de circonstances favorisent, chez la femme, la production de cet écoulement muqueux, connu sous le nom de *leucorrhée*, *flueurs*, ou, plus galamment *fleurs blanches*. C'est donc à tort qu'un proverbe a dit que « la plus jolie fille du monde ne peut donner que ce qu'elle a ». Ce proverbe est faux et cache un piège ; ne vous y fiez pas. Beaucoup d'hommes prennent la blennorrhagie auprès de jolies filles qui ne l'ont point.

Faut-il dire cependant que tout écoulement leucorrhéique soit capable à lui seul d'engendrer la blennorrhagie chez l'homme ? Ce serait aller trop loin. Pour que pareil effet se produise, il faut généralement y ajouter l'intervention d'une violente excitation, de rapports trop multipliés ou volontairement prolongés, sous l'influence desquels cet écoulement, ordinairement muqueux, peut devenir purulent et acquérir une âcreté suffisante pour enflammer l'urèthre. Nous n'en voulons pour preuve que ce fait bien connu d'un individu prenant ou, pour mieux dire, *se donnant* une blennorrhagie avec une femme dont le mari ou l'amant habituel est en parfaite santé.

Citons encore, comme causes de la blennorrhagie chez l'homme, le sang menstruel, les lochies succédant à la parturition et, en général, tous les écoulements naturels ou morbides, ayant leur source dans l'utérus et ses annexes. Mais le coït seul, trop fréquemment répété avec une femme parfaitement saine, suffit, dans certaines circonstances, pour enflammer l'urèthre. Cette cause a été pour la première fois indiquée par Hippocrate. Thierry de Héry, dans un livre que l'oubli a respecté (1552), l'a également signalée : « Comme il advient, dit-il, à plusieurs excessifs et immodérés en la compagnie de leur femme *bien nette*, lesquels par leur intempérance et par leur fréquent et violent coït, sont cause qu'il se faict une inflammation esdictes parties. » Les blennorrhagies succédant parfois aux premiers rapports conjugaux n'ont généralement pas d'autre cause.

La masturbation, l'introduction et le séjour prolongé d'une sonde ou d'une bougie dans l'urè-thre, certaines injections caustiques, en un mot, tous les irritants locaux, doivent encore être clas-sés parmi les causes de la blennorrhagie chez l'homme. Nous en dirons autant de la présence d'une pierre dans la vessie, de la gravelle, de cer-taines boissons, particulièrement de la bière ou du vin blanc en excès. Rappelons enfin l'abus des cantharides, que prennent certains individus, dans l'espoir de rendre un semblant de virilité à des organes usés par l'âge ou par la débauche, et qui le plus souvent n'en retirent que le dégoût d'eux-mêmes et une inflammation des parties profondes de l'urèthre.

Telles sont les causes occasionnelles de la blen-norrhagie chez l'homme. Par leur nombre et leur variété, elles n'expliquent que trop bien l'extrême fréquence de cette maladie, fréquence telle, qu'un de nos premiers maîtres, le célèbre Lisfranc, a pu dire sans forcer la vérité, que « sur cent individus, il y en a au moins quatre-vingts qui l'ont eue, qui l'ont ou qui l'auront ». Le progrès de la civilisa-tion a depuis lors plutôt accru que diminué cette proportion.

II. **Chancre.** — Le chancre est un ulcère virulent, ayant pour siège ordinaire les organes sexuels, mais pouvant aussi naître et se développer sur tous les autres points de la surface du corps, cutanés ou muqueux.

Contrairement à la blennorrhagie qui peut se produire sous l'influence d'une foule de causes étrangères à la contagion proprement dite, le chancre n'en reconnaît qu'une seule : l'inoculation d'un principe ou poison morbide, d'un *virus* spécial, *sui generis*, produit du chancre lui-même ou des lésions qui en dérivent.

Le chancre, dans certains cas, peut parcourir toutes ses phases, se cicatriser et disparaître sans infecter l'économie. Accident purement local, il n'exerce alors aucune influence, aucun rayonnement morbide sur l'ensemble de l'économie. Son action peut bien s'étendre aux ganglions voisins, qu'il enflamme parfois de manière à produire le *bubon*, mais elle ne va pas au delà. Quand il a disparu, tout est fini, et l'individu qui le portait reste dans les conditions ordinaires de santé où il se trouvait avant de le contracter. Dans d'autres circonstances, au contraire, le chancre devient le point de départ d'un empoisonnement général, d'une maladie constitutionnelle, la *syphilis*, dont il n'est alors que le premier symptôme.

De là deux espèces ou variétés de chancre : le *chancre simple* et le *chancre infectant*.

Nous n'avons point à examiner ici si ces deux chancres sont d'essence différente ou identique. Qu'il nous suffise de savoir que le chancre simple naît ordinairement du chancre simple, tandis que le chancre infectant procède le plus souvent d'un chancre de même ordre, ou, comme nous l'avons le premier reconnu et démontré, de certaines autres lésions de nature syphilitique, particulièrement de la plaque muqueuse, qui en est la source la plus commune.

III. Syphilis. — La syphilis, ou *vérole*, est une maladie générale, constitutionnelle, *totius substantiæ*, une *diathèse*, comme on dit encore dans le langage médical. Elle est le résultat fatal de la diffusion du virus syphilitique dans toutes les parties de l'organisme. Son point de départ, son premier symptôme est le chancre infectant. Point de vérole sans chancre! Le chancre est l'antécédent, ou pour mieux dire, le phénomène initial, nécessaire, de toute syphilis. Qu'on examine avec soin tout individu actuellement en proie aux manifestations d'une syphilis récente, et l'on trouvera

toujours sur lui, sur ses organes sexuels ou ailleurs, soit le chancre lui-même encore existant,
soit les vestiges qu'il a laissés.

Cependant, un laps de temps plus ou moins
long, plusieurs semaines, deux, trois, quatre mois
peuvent s'écouler après le chancre, sans que le
virus manifeste autrement sa présence dans l'é-
conomie. Aucun autre signe ne vient en révéler
l'existence; il subit alors une véritable *incubation*.
Est-ce à dire que pendant tout ce temps il som-
meille, complètement inactif, dans l'organisme?
Assurément non. Calme à la surface, il s'agite au
dedans. Il se répand, se multiplie dans la masse
du sang, dont il altère peu à peu la composition :
témoin cet affaiblissement du système musculaire, cette lassitude générale, ces douleurs vagues,
nocturnes, qui, chez la plupart des malades, chez
la femme surtout, sont comme le prélude des accidents qui bientôt vont éclater, pour se succéder
ensuite à des intervalles plus ou moins éloignés,
peut être, hélas! pendant toute la durée de l'existence.

Chose remarquable, ces accidents si nombreux,
si variés, si capricieux dans leurs formes, qu'ils
ont fait comparer la vérole à un nouveau Protée,
vont suivre dans leur succession une marche es-
sentiellement régulière. C'est d'abord à la surface

du corps qu'ils vont se manifester. La peau et ses
annexes, cheveux, poils et ongles, les membranes
muqueuses, le globe oculaire, seront les premiers
atteints; ils seront le premier théâtre sur lequel
va se produire la diathèse. Puis, après avoir, pendant un certain temps, promené ses ravages à la
périphérie du corps, la syphilis, marchant de la
circonférence au centre (expression métaphorique
mais juste), attaquera les tissus sous-jacents. Aucun système ne sera à l'abri de ses coups. Le tissu
cellulaire, le tissu fibreux, le périoste, les os, les
muscles et jusqu'aux viscères les plus essentiels
à la vie, le cerveau, le cœur, le foie, les pou-
mons, etc., pourront devenir successivement le
siège de lésions toujours graves, quelquefois mortelles.

Tel est le long et redoutable programme de la
syphilis, programme en trois parties : *accident
primitif* (le chancre) ; *accidents secondaires* (lésions superficielles de la peau et des muqueuses) ;
accidents tertiaires (lésions des tissus et organes
profonds).

Mais, hâtons-nous de dire qu'il est rare, très-
rare, qu'elle le remplisse entièrement. Dans la
plupart des cas, la maladie, enrayée dans sa marche par le traitement, ou trouvant dans la ré-

sistance de l'organisme un obstacle à son libre cours, se borne à ses premiers symptômes, à ceux qui ont pour siège la superficie de la peau et des muqueuses. Après un an, quinze mois, deux ans au plus, elle disparaît pour toujours. Vérité consolante, que je ne crains pas, malgré le préjugé contraire, d'affirmer hautement, pour en avoir été mille fois témoin dans ma pratique. Oui, la vérole guérit, et guérit dans l'immense majorité des cas, quand elle est prise à temps et bien traitée, quand le malade sait joindre au choix d'un médecin expérimenté la docilité et la persévérance nécessaires à la réussite du traitement.

Nous nous bornerons à cet exposé sommaire des maladies qui peuvent être le résultat direct et immédiat de rapports impurs, ne voulant pas faire ici un de ces traités de médecine, comme il y en a trop, à l'usage des gens du monde. Apprendre la médecine à des gens dépourvus de toute notion d'anatomie et de physiologie ! Autant vaudrait enseigner l'astronomie à des gens ne sachant pas le premier mot du calcul mathématique. Ajoutons que de pareils livres, toujours inutiles, sont le plus souvent nuisibles. La plupart, en effet, sous le prétexte d'offrir aux malades un soulagement à leurs maux, n'ont d'autre but, il faut bien le dire,

que de frapper leur imagination, et les amener
ainsi, vaincus par la peur, au degré voulu d'hy-
pochondrie pour en faire la chose et les victimes du charlatanisme, qui les y guette à chaque
page.

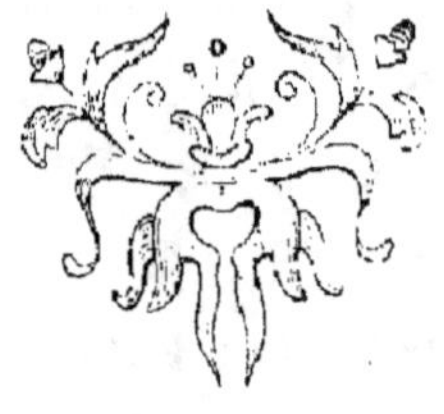

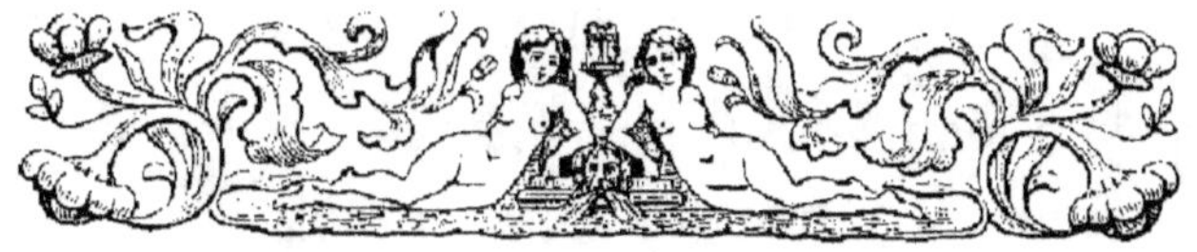

DEUXIÈME LETTRE

PROPHYLAXIE DE LA BLENNORRHAGIE.

La cause la plus efficace, la plus puissante, avons-nous dit, de la blennorrhagie uréthrale chez l'homme est la contagion. Donc, s'il était possible, par un examen préparatoire, de s'assurer d'avance, *ante nuptias*, de la présence de cette maladie chez la femme, nous aurions, dans ce cas particulier, un moyen sûr de l'éviter : ce serait, comme aurait dit ce bon M. de la Palisse, de remettre la partie à des temps meilleurs... Mais, comment se livrer à un pareil examen, supposé qu'on en soit capable, au moment où le cœur bat, où la main tremble, où l'œil se voile dans l'extase du désir ? Oserait-on d'ailleurs le proposer, demander à visiter l'autel avant le sacrifice, risquer ainsi d'offenser la divinité à qui on vient l'offrir ?

Un moyen bien connu, plus discret et plus pratique, est ce léger vêtement, d'origine anglaise, le *condom*, inventé vers le milieu du dernier siècle par un médecin de Londres, qui lui laissa son nom. Mais quel fragile abri! « Cuirasse contre le plaisir, toile d'araignée contre le danger », a dit de lui une femme célèbre. Et en effet, rien de moins sûr que ce vêtement. Comme le condensateur électrique, il cache le péril bien plus qu'il n'en protège. Si la fine baudruche ou la mince enveloppe de caoutchouc dont il est formé, sont d'assez bonne qualité pour résister à la lutte, comment empêcher qu'il ne se plisse sur lui-même, ne se déplace, et nous laisse alors complètement à découvert contre un danger que, sans son aide, sans l'appât d'une sécurité trompeuse, on eût sûrement évité en ne s'y exposant point? Pour toutes ces raisons, et d'autres encore que la bienséance nous invite à passer sous silence, je condamne résolûment l'emploi de ce préservatif, plus propre à provoquer le dégoût qu'à inspirer le désir d'une fonction dont il supprime à la fois le but et le principal attrait. Laissons donc ce triste vêtement aux timides et froids sectateurs de Malthus!

Mais que faire, me direz-vous? Par quel moyen échapper à la contagion blennorrhagique, si le

mauvais sort nous y conduit? Il en est un cependant, bien simple, bien facile et que l'on trouve
partout ; qui est toujours là, sous la main, toujours
prêt à nous rendre le service demandé. Ce moyen,
ce préservatif sans égal, vous l'avez deviné sans
doute ; c'est..... l'eau pure ou, pour les délicats,
additionnée de quelques gouttes d'eau de Cologne,
de menthe, ou de tout autre liquide aromatique.
Là est tout le secret de la prophylaxie en question. Soyez certain que la blennorrhagie devien-
drait, chez l'homme, aussi rare qu'elle est commune, si le cabinet de toilette était toujours, pour
madame, le chemin obligé de l'alcôve, si toutes les
femmes, filles de rue ou duchesses, se faisaient un
devoir de ne s'offrir au congrès qu'après de salutaires ablutions ayant fait place nette, *intus et
extra*..... Vénus sortant de l'onde !

Malheureusement, cette précaution si simple, si
facile, est le plus souvent négligée ou n'est prise
qu'à demi, pour sauver les apparences. C'est à
vous de l'exiger, d'*oser* la demander, si elle ne se
présente d'elle-même. Mais là est le côté difficile,
le point délicat de la situation, et c'est pourquoi
nous soulignons le mot. Soit par amour-propre,
soit par un sentiment de galanterie, dont il n'est
que trop souvent la dupe, l'homme ose et se fait
gloire d'oser tout ce qu'il faut pour attraper le

mal, tandis qu'il a honte de tout ce qu'il faudrait
faire pour l'éviter. « Un vieux reste de sentiment
chevaleresque, dit M. Diday, préside encore aux
relations les plus vénales. Le respect humain vous
retient, même dans les lieux de tous les moins
respectables. Triple Prudhomme, il vous semble
incongru, malséant, peu français, d'afficher *devant une dame* une défiance dont sa pudeur va
rougir et sa fierté s'offenser !!!... C'est ainsi, mon
ami, qu'on fait son chemin auprès du sexe... et
des apothicaires. »

Nous avons vu plus haut, dans l'énumération
des diverses conditions étiologiques de la blennorrhagie chez l'homme, que si la contagion est son
plus puissant agent de transmission, il s'en faut
de beaucoup qu'elle en soit la cause la plus commune. Le plus fréquemment, en effet, *les femmes
donnent la blennorrhagie sans l'avoir.* « L'amant
sur le point de triompher, c'est encore M. Diday
qui parle, doit d'abord se pénétrer de ce principe,
qu'il n'est pas une femme qui ne puisse lui donner la chaudepisse. J'ai dit *pas une femme* et non
pas une fille publique, car je n'excepte de cet in-
civil axiome aucun membre du sexe aimable.
Quelles que soient les conditions de propreté, de
santé apparente, de vertu présumée, de vertu

réelle, de virginité même, de visite récente, la femme qui se livre peut avoir des pertes blanches, venant d'une origine quelconque, souvent très innocente, de chlorose, de simple catarrhe, de suites de couches, comme aussi de la cause répréhensible, d'une blennorrhagie à elle transmise. Or, par cela seul qu'elle a un écoulement quelconque, elle est apte à transmettre un écoulement ! » Ajoutons que cet écoulement quelconque n'est même pas nécessaire. Que de fois, dans ma pratique, j'ai rencontré chez l'homme des blennorrhagies offrant tous les symptômes de l'état aigu, écoulement épais et abondant, rougeur et gonflement du méat uréthral, douleur vive en urinant, etc., et dont j'ai vainement cherché la cause sur les personnes accusées de les avoir transmises !

Mais rappelons ici, en y insistant, une distinction que nous avons précédemment établie.

Quand il s'agit de la contagion blennorrhagique, le plus léger contact suffit pour en assurer l'effet. L'orgasme érotique n'en est même pas la condition nécessaire ; il n'en est que l'adjuvant. J'ai vu, en effet, des blennorrhagies contractées par des individus qui, faute de la puissance voulue, avaient dû se contenter d'un vain simulacre de rapprochement. L'expérience a de plus

prouvé que le simple dépôt de la matière conta-
gieuse, portée dans l'urèthre au moyen d'une
sonde ou autrement, peut également transmettre
la maladie. « Je ne doute pas, dit Swédiaur, qu'en
allant au cabinet après une homme affecté de cette
maladie, on ne s'expose à la gagner par le simple
attouchement ou frottement du bout de la verge
contre les parois. »

Tout autres sont les conditions à remplir pour
contracter la blennorrhagie avec une femme qui
ne l'a pas. M. Ricord en a plaisamment donné la
recette suivante que nous reproduirons ici, moins
pour égayer nos lecteurs, que pour en tirer de
salutaires préceptes.

« Voulez-vous, dit-il, attraper la chaudepisse ?
En voici les moyens : prenez une femme lympha-
tique, pâle, blonde plutôt que brune, aussi fortement leucorrhéique que vous pourrez la rencontrer. Dînez de compagnie, débutez par des huîtres
et continuez par des asperges ; buvez sec et beaucoup, vin blanc, champagne, café, liqueurs, tout
cela est bon ; dansez à la suite de votre repas et
faites danser votre compagne ; échauffez-vous bien
et ingérez force bière dans la soirée. La nuit venue, conduisez-vous vaillamment : deux ou trois
rapports ne sont pas de trop, et mieux vaut davantage. Au réveil, n'oubliez pas de prendre un bain

chaud et prolongé ; ne négligez pas non plus de faire une injection. Ce programme rempli consciencieusement, si vous n'avez pas la chaudepisse, c'est qu'un Dieu vous protège. »

Modérer ses désirs doit donc être ici, comme en toutes choses, la première loi de l'hygiène. Faites-vous également une loi de l'abstinence après de trop fortes libations. Il est dur, sans doute, mais il est prudent de quitter Vénus après le festin. L'ivresse alcoolique, lorsqu'elle ne s'oppose point aux rapports sexuels, leur donne un caractère de violence et d'acharnement toujours nuisible.

Consultez aussi votre calendrier et, quelle que soit votre foi, observez fidèlement la loi de Moïse, inscrite au chapitre xv du *Lévitique :* « La femme qui souffre ce qui, dans l'ordre de la nature, arrive chaque mois, sera séparée de son époux. »

Enfin, après avoir satisfait aux exigences de l'instinct, gardez-vous de céder trop tôt à cette torpeur somnolente qui succède au combat. Point de paresse ! Sans retard, mettez en pratique le salutaire aphorisme des docteurs de Salerne, ces maîtres de l'hygiène : *Post coitum si mingas, apte servabis urethras.* Uriner le plus tôt possible est, en effet, le meilleur moyen de purger le canal des impuretés qui auraient pu s'y introduire. Ensuite,

et par surcroît de précaution, dirigez dans le bout
de l'urèthre, encore entr'ouvert par un reste d'é-
rection, un mince filet d'eau pure ou légèrement
aromatisée, que vous laisserez tomber d'une certaine hauteur pour en faciliter l'introduction. Ce
petit procédé hydrothérapique, que nous avons
depuis longtemps indiqué, remplacera, avec l'a-
vantage d'être plus pratique, l'injection préven-
tive que quelques auteurs, entre autres M. Diday,
ont proposée, sans songer à la difficulté, le plus
souvent même à l'impossibilité d'y avoir recours
en un pareil moment.

Telles sont les précautions à prendre contre la
blennorrhagie. Voyons maintenant ce qu'il faut
faire pour nous préserver des accidents bien autrement redoutables qui peuvent être également
le prix d'un commerce impur : le chancre et la
syphilis.

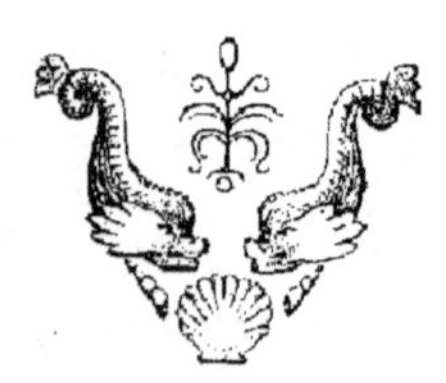

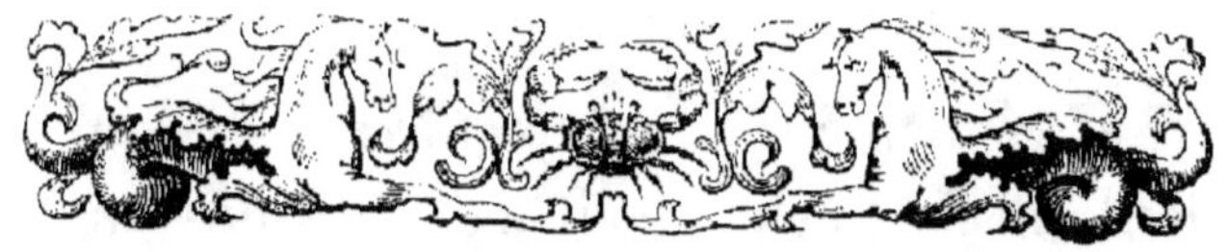

TROISIÈME LETTRE

PROPHYLAXIE DU CHANCRE ET DE LA SYPHILIS.

Le chancre et la syphilis ont pour cause unique et nécessaire, avons-nous dit, un principe ou agent morbifique spécial, *sui generis*, nommé *virus vénérien* ou *syphilitique*. Ce virus ne s'engendre pas spontanément. Il est constamment et invariablement le produit de la maladie elle-même dont il est la cause. Il est fixe, non volatil; il ne peut, par conséquent, se répandre dans l'air, ni se propager à distance, à la manière des miasmes ou autres agents producteurs des maladies épidémiques.

Quand nous voyons sur pied un épi de blé, nous savons qu'un grain de blé a été semé au lieu même où sa tige a pris racine. Ainsi, quand nous voyons un malade ayant un chancre ou la syphilis, contractés dans un rapport sexuel, nous pouvons, avec la même certitude, affirmer que la femme dont il les tient avait elle-même, au moment du contact, un chancre ou la syphilis, ou tout au moins que ses organes en recélaient le virus fraîchement déposé par un précédent adora-teur.

D'où provient ce virus? Est-il contemporain de l'homme sur la terre? Est-il de création moderne? En quel point du globe a-t-il pris naissance? Vient-il, comme on l'a dit récemment, de l'Asie orientale, de l'Empire chinois, cette terre classique de toutes les inventions dont l'origine se perd dans la nuit des temps? Serait-ce, comme on l'a dit encore, un présent offert par le nouveau à l'ancien continent, rapporté en Europe par les matelots de Christophe Colomb?... Autant de questions insolubles, sur lesquelles s'est en vain épuisée la patience des érudits. Le seul fait qui paraisse certain, c'est que le virus syphilitique n'existait pas chez les peuples civilisés de l'antiquité. Ni les Juifs, ni les Grecs, ni les Romains ne l'ont connu, ou, du moins, rien dans les écrits qu'ils nous ont laissés n'autorise à penser que la syphilis exerçait sur eux ses ravages. Les prétendues douleurs ostéocopes du roi David, la couronne de Vénus qui, dit-on, ornait le front de Tibère, sont autant de fictions, plus propres à exciter le rire qu'à porter la conviction dans les esprits sérieux. Ce qui nous semble donc le plus probable, c'est que si le virus syphilitique est d'origine ancienne, son apparition en Europe ne remonte qu'à une date relativement récente, que la plupart des historiens ont fixée à la fin du quinzième siècle, en 1594, époque des guerres de Charles VIII en Italie. Mais revenons à l'étude de ses propriétés.

Ce virus est fixe, avons nous dit, et ne peut, par conséquent, se propager à distance ; c'est donc toujours sous forme palpable et par contact immédiat que se communiquent le chancre et la syphilis. *Contagiosus morbus*, disait Fernel, *non sponte, intimoque corporis vitio, sed* attactu solo *contrahendus*. Et encore est-il nécessaire que la surface, muqueuse ou cutanée, qui subit le contact de la matière virulente, soit dépouillée de son épiderme. C'est toujours ouvertement ou par *effraction* que la syphilis s'introduit dans l'organisme. L'acte sexuel, favorable, sans doute, à sa transmission, ne lui est pas indispensable. Une foule d'objets, tels qu'un verre, une pipe, une cuiller, une éponge, des draps de lit, des vêtements communs, etc., sur lesquels du virus aurait été accidentellement déposé, peuvent servir d'intermédiaire à la contagion. D'où il suit qu'il faut se méfier, non-seulement des malades eux-mêmes, mais encore de tous les objets qui les entourent. Ajoutons enfin que le virus syphilitique n'a pu jusqu'à présent être matériellement isolé des produits morbides qui le renferment. En réalité, il n'est autre que ces produits eux-mêmes, élaborés soit par le chancre, soit par les lésions secondaires, plaques muqueuses, ulcères, etc., y compris le sang, qui, chez un individu récemment infecté, est également contagieux.

Nous avons vu plus haut que le seul moyen d'éviter sûrement la contagion blennorrhagique serait d'en découvrir, *ante nuptias*, la source impure, afin de pouvoir s'en écarter à temps. La même remarque s'applique au chancre et à la syphilis, mais avec cette différence qu'elle peut ici nous conduire à un résultat pratique. Car s'il n'est pas possible, sans un examen direct et minutieux, toujours blessant pour la personne qui en serait l'objet, de constater la présence d'une blennorrhagie, divers signes extérieurs, faciles à reconnaître au toucher ou à la vue, peuvent, dans beaucoup de cas, nous dévoiler à temps la présence du chancre et de la syphilis, de cette dernière surtout, et cela sans nous exposer à éveiller le moindre soupçon d'une méfiance qui pourrait être prise pour une injure. Quelle que soit la couche sociale d'où sort la femme qui se livre, n'oubliez donc jamais, puisque vous pouvez décemment le faire, de vous assurer d'abord de son état de santé. Profitez des moindres indices qui peuvent vous avertir à temps du danger.

Une des particularités les plus curieuses de la syphilis est sa coexistence possible avec tous les attributs d'une santé générale parfaite. Quel est le médecin qui, bien souvent, n'a pas été surpris de voir des individus, des jeunes gens, il est vrai, jouir d'une excellente santé, alors qu'ils étaient en pleine vérole? Rien dans leur physionomie, ni dans l'exercice de leurs fonctions organiques, qui pût faire supposer chez eux l'existence de cette maladie ! Et cela se voit tous les jours, surtout chez les individus qu'une âme bien trempée ou, ce qui est plus commun chez la femme, qu'un caractère léger, insouciant, protègent contre tout abattement moral. Ne vous fiez donc point aux apparences. Sous le masque rassurant d'un frais visage, derrière des lèvres roses et souriantes qui attirent les vôtres, il se peut que la syphilis distille son venin !

Les agents principaux de la contagion syphilitique sont : l'accident primitif, c'est-à-dire le *chancre* dit infectant, et l'accident secondaire connu sous le nom de *plaque muqueuse*, élevure

aplatie, de forme ronde, ovale ou annulaire, à
surface grisâtre, quelquefois lisse, le plus souvent
légèrement ulcérée.

Le chancre n'a qu'une durée limitée : quand
il est cicatrisé, quand l'induration qui l'entourait
s'est elle-même effacée, rien n'est plus à craindre
de son côté; tout danger de sa part a disparu en
même temps que lui. Bien plus redoutable est la
plaque muqueuse. Par la facilité avec laquelle elle
se reproduit tant que persiste la diathèse syphilitique, dont elle est le symptôme le plus général
et le plus constant, par la multiplicité des régions
qu'elle peut occuper, la plaque muqueuse est, sans
contredit, la source la plus féconde de l'infection
syphilitique.

Qui croirait aujourd'hui qu'il fut un temps,
encore près de nous, où, sous le couvert de la
science et par la voix d'un maître, M. Ricord, qui
avait, heureusement pour lui, d'autres titres à la
renommée, ce foyer de virulence, ce laboratoire où
s'alimente et s'élabore sans cesse le poison vénérien, était considéré et hautement proclamé comme
absolument inoffensif?... Ce temps n'est plus; la
vérité a repris ses droits et a vengé l'hygiène de
la plus grave offense qu'elle ait jamais reçue. Et
à ce propos, qu'il nous soit permis de rappeler ici
que nous fûmes alors le premier, au milieu du con-

cert de louanges et de plates adulations qui soutenaient et entretenaient le maître dans son erreur, à pousser le cri d'alarme, à signaler cet immense danger et à l'écarter définitivement, en démontrant, preuves en main, et le mode de transmission jusqu'alors inconnu de la plaque muqueuse, et son rôle prépondérant dans l'étiologie de la syphilis.

Beaucoup de gens, dans leur ignorance des us et coutumes de la vérole, s'imaginent encore se mettre à l'abri de ses coups en trompant leur instinct, en évitant les chemins battus. Erreur funeste, qui chaque jour livre au monstre de nouvelles victimes ! Sachez-le bien : la plaque muqueuse est partout la même; partout elle est investie du même pouvoir d'engendrer le mal. Les plaques des lèvres, de la langue, de la gorge, ne sont pas moins dangereuses que celles qui siègent en d'autres lieux. La vérité est qu'elles sont plus dangereuses, leur place à ciel ouvert et le peu de défiance qu'elles inspirent rendant leur accès plus facile. Que de gens l'ont appris à leurs dépens, qui croyaient se soustraire au péril en allant à Lesbos ! Ce lointain voyage n'est même pas nécessaire, témoin le fait suivant.

OBSERVATION. — Un jeune homme, il y a de cela trois ou quatre ans, était en soirée chez des amis, où, parmi les invités, se trouvait une dame qui y attendait son mari. Celui-ci, membre assidu d'un cercle où l'on jouait gros jeu, y avait complètement oublié sa femme. La soirée finie, point de mari ! Notre jeune homme, en galant cavalier qu'il était, s'offre alors pour reconduire la dame, ce qui est accepté. On prend une voiture, et, chemin faisant, un baiser, un seul, dit-on, est échangé... Une femme a toujours une vengeance prête, a dit Molière. Mais la vengeance, cette fois, fut pour le mari. Car trois semaines après, — le temps voulu pour l'incubation, — notre galant venait, tout éperdu, nous montrer sa lèvre inférieure sur laquelle s'épanouissait un chancre naissant. Je demandai à visiter la dame, qui s'y prêta de bonne grâce, et me fit voir en dedans de ses lèvres plusieurs petites plaques grisâtres et ulcérées, dont elle ignorait, me dit-elle, complètement la nature, ce qui pouvait être vrai.

La morale de ceci, c'est qu'on peut prendre la vérole partout et par toutes les voies, et que pour nous, simples mortels, il est toujours prudent de n'approcher nos lèvres de la coupe d'Hébé, qu'après un regard explorateur jeté sur ses bords et au delà, aussi loin que le permettront le temps, le lieu et les convenances.

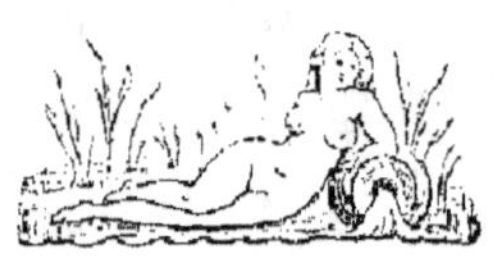

QUATRIÈME LETTRE

De tous les signes accusateurs de la vérole, le meilleur, le plus précieux, à notre point de vue, tant par sa fréquence que par la facilité de son diagnostic, est l'*engorgement plastique des ganglions cervicaux*. Que cet engorgement soit un effet direct de la diathèse, ou qu'il ne soit qu'un symptôme consécutif à quelque lésion spéciale du cuir chevelu, peu nous importe en ce moment. L'essentiel pour nous est de le bien connaître, et de savoir à temps en constater la présence. Or, rien de plus simple, de plus facile à faire et à dissimuler que cette exploration. Il suffit pour cela de promener légèrement les doigts, en guise de caresse, sur les parties latérales du cou, derrière les oreilles, vers la racine des cheveux.... Et alors, si vous y rencontrez un ou plusieurs ganglions, formant sous la peau autant de petites bosses rondes, dures et indolentes,

O pueri, fugite hinc... latet anguis in herba !

Faites-vous donc une loi, dans tout congrès plus ou moins suspect, de ne jamais entrer en matière qu'après avoir préparé votre exorde par une étude minutieuse des côtés saillants du sujet. Bien des gens ont dû leur salut à cette simple précaution. En voici un exemple :

OBSERVATION I. — Par un beau soir d'août 1847, un de mes amis, étudiant en médecine, rentrant chez lui vers minuit, rencontrait sur un des trottoirs du vieux quartier latin une jeune fille tout éplorée. Une sœur dénaturée venait, lui dit-elle, de la mettre à la porte, et elle ne savait où passer la nuit.... Mon ami, touché de son infortune, lui offre l'hospitalité, une hospitalité toute écossaise, sans conditions. La jeune fille lui prend aussitôt le bras et se laisse conduire chez lui. Elle était jolie. A tout hasard, mon ami, qui peut-être regrettait déjà sa promesse désintéressée, et craignait sans doute de ne pouvoir soutenir jusqu'au bout son rôle d'Écossais, l'attire vers lui sous le prétexte de l'embrasser au front, mais en réalité pour explorer à son aise et à l'insu de sa protégée les susdits ganglions cervicaux.... Deux petites bosses se dessinant sous ses doigts fiévreux lui rappelèrent aussitôt la fable du villageois et du serpent. Mais mieux avisé que notre villageois, mon ami se garda bien de réchauffer le serpent, et le laissa dormir seul et en paix toute la nuit. Et bien lui en prit ; car deux jours après, la jeune fille entrait à 'hôpital pour des plaques syphilitiques, dont il eût certainement retiré le prix d'une hospitalité moins écossaise.

La syphilis constitutionnelle, si fidèle qu'elle
soit à son programme, est loin cependant, nous
l'avons dit, de le remplir toujours et strictement
dans son ensemble. Comme toutes les autres maladies, elle varie suivant les individus, suivant
leur tempérament, leur constitution, leurs habitudes, etc. Tel symptôme qu'elle produit chez l'un,
fait défaut chez un autre. Ainsi peut manquer et
manque même assez souvent l'engorgement plastique des ganglions cervicaux. Ce symptôme n'a
donc de valeur réelle pour le diagnostic que par sa
présence; son absence ne prouve rien. Il faut alors
chercher ailleurs vos éléments d'information.

Explorez du regard le front, les ailes du nez, le
menton, le cou, le devant de la poitrine, la paume
des mains. En ces lieux peut se montrer à découvert l'ennemi redouté : sur le front, la couronne
de Vénus; sur les ailes du nez, dans le sillon qui
les sépare des joues, de petites granulations de
couleur jaunâtre; sur le menton, autour du cou,
sur la poitrine, des taches rosées ou de couleur
fauve, disposées en cercles, en anneaux, ou dessinant une marbrure de triste aspect; dans la
paume des mains, des papules lenticulaires ou des

taches arrondies d'un rouge cuivre ou violacé, lisses ou recouvertes d'écailles grisâtres et de consistance cornée. Les cheveux eux-mêmes peuvent utilement vous renseigner : ternes, secs, privés de leur souplesse et comme pulvérulents, ils ressemblent à des cheveux morts ! Autant de symptômes, ai-je besoin de le dire ? qui devront immédiatement vous engager à une retraite prudente, la retraite avant le combat.

N'ayant à m'occuper ici que des signes extérieurs à l'aide desquels, sans être médecin, et sans autres instruments que l'œil ou le doigt, on peut facilement diagnostiquer la syphilis, je passe sous silence d'autres symptômes, plus discrets, amis de l'ombre, situés en des régions que le regard offense autant qu'il en est lui-même offensé, et où il ne pourrait d'ailleurs pénétrer qu'au moyen du *spéculum*, dont la vue seule, *ante nuptias*, suffirait, si réaliste et si peu dégoûté que l'on fût, pour en rendre aussitôt l'office inutile. Ces symptômes, il est vrai, accompagnent généralement les premiers ; mais ils peuvent se produire isolément. Ce qui vient ici confirmer la règle que nous avons précédemment posée, savoir, que « rien, absolument rien en cette matière ne peut donner une sécurité complète ».

Je suis de ceux qui croient à la guérison de la vérole. Je suis entièrement convaincu que, dans la grande majorité des cas, la maladie syphilitique s'épuise et disparaît de l'organisme, soit sous l'influence du traitement, soit peut-être aussi, chez quelques individus heureusement constitués, par un effet naturel et spontané de ce qu'on a appelé la force médicatrice de l'économie. Mais à quel moment s'effectue cette guérison, je parle de la guérison complète, à l'abri de toute récidive? Comment et à quels signes peut-on la reconnaître? C'est là ce que nous ignorons, et personne plus que nous, dans l'état actuel de la science, ne saurait le dire. Or, de cette ignorance dans laquelle nous sommes, où probablement nous resterons toujours, naît précisément le danger, facile à prévoir et toujours imminent, de toute cohabitation suivie avec une personne qui a eu récemment la vérole.

Ainsi, une femme, je suppose, a contracté un chancre infectant. Elle a eu à la suite une roséole, des plaques muqueuses, en un mot, la série classique des symptômes secondaires de la syphilis. Ces symptômes ont disparu ; la voilà, actuellement du moins, délivrée de toute souillure vénérienne..... Grande serait cependant l'erreur de celui qui croirait pouvoir impunément s'engager aussitôt avec cette femme dans des relations de longue durée. Car, si la maladie a cessé d'être visible à la surface, la diathèse est encore là, ne l'oubliez pas, qui a profondément modifié l'organisme, et qui bientôt, demain peut-être, si l'infection ne remonte pas à une époque lointaine, pourra, *devra* même reproduire de nouveaux accidents [1].

Il y a plus : c'est qu'une femme en puissance de vérole peut, sans aucun symptôme apparent, communiquer au moins une fois par mois sa maladie, puisque le sang des syphilitiques est contagieux, ainsi que l'ont si bien démontré les expériences de Waller (de Prague), celles du professeur P. Pellizzari, et de son digne et courageux élève le docteur Bargioni (de Florence). Donc, si dans tous les cas l'hygiène conseille de s'abstenir pendant l'époque menstruelle, à plus forte raison sera-t-il prudent d'obéir à ce précepte, lorsqu'on aura quelque motif de soupçonner la présence de la diathèse syphilitique.

Mais, nous demandera-t-on, par quel moyen conjurer le danger sans cesse renaissant de rapports intimes et journaliers, avec une femme en-

---

1. Voyez mon *Traité de la syphilis dans ses rapports avec le mariage*, p. 140 et suiv.

tachée de syphilis latente? Je n'en connais qu'un seul : la séparation de corps... L'hygiène, il faut bien l'avouer, est ici sans défense, et grand est le nombre de ceux qui chaque jour en deviennent les victimes. Je pourrais en rapporter beaucoup d'exemples tirés de ma pratique. Un seul suffira, tous ayant le même type, et ne différant entre eux que par les accessoires.

OBSERVATION II. — Un jeune homme, étudiant en droit, vint un jour me consulter pour une petite ulcération qu'il portait, depuis environ trois semaines, sur le côté gauche de la couronne du gland, et dont la persistance commençait à l'inquiéter, bien qu'il la considérât encore comme une simple écorchure.

— Monsieur, lui dis-je, cette écorchure-là est bel et bien un chancre, et, qui plus est, un chancre infectant.

— Impossible, docteur, impossible, vous vous trompez ! La femme qui me l'aurait donné vit avec moi depuis près d'un an. Je me l'étais attachée en qualité de lectrice, pour m'aider à préparer ma licence, et telle a été depuis notre assiduité dans ce genre de collaboration, qu'il lui eût été absolument impossible, l'eût-elle voulu, d'aller prendre ailleurs le virus qu'elle m'aurait, selon vous, communiqué.

Pour toute réponse, je l'engageai à m'amener cette femme le lendemain. Quelle ne fut pas ma surprise de revoir en elle une de mes anciennes clientes qui, deux ans auparavant, et une seule fois seulement, était venue me consulter pour des accidents syphilitiques, mais que je reconnaissais parfaitement à une particularité rare, qui m'avait alors frappé : des cheveux blancs encadrant, sans rien lui enlever de sa fraîcheur et de sa beauté, un visage de vingt ans ! J'examine, et je découvre à première vue deux plaques muqueuses situées vers le bas de la grande lèvre droite, juste au lieu géométrique du point occupé par le chancre de son amant.

Celui-ci dut se rendre à l'évidence, et sortit bien convaincu, cette fois, des inconvénients qu'il pouvait y avoir à se préparer à la licence dans l'intimité d'une jeune et trop aimable lectrice.

Une erreur très-généralement répandue, c'est que les filles publiques, soumises à une surveillance régulière et que l'on suppose efficace, sont moins *dangereuses* que les femmes libres, telles que filles entretenues, ouvrières, domestiques, etc. Or, c'est là un préjugé, et un préjugé funeste, que trop de gens constatent à leurs dépens. Qu'on le sache bien, le brevet de santé que la loi semble accorder aux filles publiques est comme tous les brevets... *sans la garantie du gouvernement !*

Il résulte, en effet, de recherches statistiques faites à l'hôpital du Midi, que près des *trois quarts* des chancres primitifs, simples ou infectants, contractés à Paris, sont communiqués par les filles publiques. Les observations que j'ai pu faire moi-même, tant sur les malades de mon dispensaire que sur ceux de ma clientèle privée, m'ont conduit au même résultat. — La seule maladie vénérienne que l'on contracte plus fréquemment avec les femmes libres qu'avec les prostituées est la blennorrhagie, ce qui s'explique facilement si l'on considère que, dans le plus grand nombre des cas, cette affection est moins la conséquence d'une contagion proprement dite que de l'abus du coït, exercé dans certaines conditions d'excitation spéciale qui manquent généralement dans les rapports avec les filles publiques. — Mais le chancre et la syphilis qui en est la suite ont, je le répète, leur foyer principal dans les maisons de prostitution. Voici un relevé statistique communiqué par M. le docteur Puche, ancien médecin de l'hôpital du Midi, qui le prouve surabondamment. Il comprend à la fois les malades de l'hôpital et ceux de sa clientèle privée.

Sur 510 cas de syphilis, M. Puche a trouvé la contagion transmise comme il suit. Contagion provenant de :

Prostituées	374
Filles entretenues	48
Ouvrières	68
Domestiques	10
Femmes des malades	10
	510

Ainsi, sur 510 cas de syphilis, 371, c'est-à-dire plus des *trois quarts*, ont été communiqués par des filles publiques.

« Pour atténuer présentement, dit Parent-Duchâtelet, les ravages de la syphilis, et la faire disparaître probablement par la suite, la première, la plus indispensable des conditions, est de surveiller la santé des individus qui se trouvent dans les conditions les plus favorables pour la propager. *Ces individus sont évidemment les prostituées.* »

La contagion directe ou immédiate n'est pas le seul danger que présente la fréquentation des prostituées. Il en est un autre peu connu, mais très-réel, dont j'ai pu voir, dans ma pratique, d'assez nombreux exemples. Ce danger est celui de la *contagion médiate*, que notre regretté confrère et ami, le docteur A. Cullerier, a le premier signalé et mis en évidence, il y a une vingtaine d'années, par des expériences décisives faites publiquement à l'hôpital de Lourcine. D'après ce mode de contagion, un homme peut contracter la syphilis avec une femme parfaitement saine : il suffit pour cela que du virus syphilitique ait été récemment déposé dans ses organes par un précédent adorateur. Le dernier venu le prend pour lui, et il peut alors se faire que le curage soit assez complet pour qu'il n'en reste rien sur place, et que la femme se trouve ainsi préservée par cet aimable et galant procédé de prophylaxie homœopathique : *similia similibus*. On comprend que de pareils faits ne doivent pas être rares dans les maisons de prostitution, que nombre d'individus, qui se feraient un scrupule de communiquer leur mal à une femme libre, considèrent comme autant de collecteurs officiels où ils peuvent impunément et sans remords assouvir leur brutalité, comptant d'ailleurs sur l'administration pour en conjurer les suites. Les considérations, et surtout les chiffres qui précèdent ne prouvent que trop cependant l'impuissance radicale des règlements administratifs actuellement en vigueur contre la syphilis. Il est même permis de se demander si ces règlements, en raison de la fausse sécurité qu'ils inspirent, ne sont pas plutôt, il faut bien le dire, une voie ouverte au mal, qu'une barrière opposée à sa propagation.

J'ai fait connaître ailleurs, et en y insistant longuement, les réformes qu'il conviendrait d'appliquer à notre police sanitaire, pour la mettre au niveau de nos connaissances actuelles sur la contagion syphilitique. Ces réformes, sans doute, n'arriveraient pas encore à sauvegarder d'une manière absolue la santé publique, ce qui est, quoi

qu'on fasse, impossible ; mais elles auraient du
moins pour effet de la garantir dans les limites
d'une prévoyance raisonnable. Ne pouvant, sans
sortir de mon sujet, reprendre ici cette question,
je renvoie ceux de mes lecteurs qu'elle pourrait
intéresser à mon *Traité des maladies vénériennes* (pages 500 et suiv.), ainsi qu'au grand
et savant ouvrage de M. le docteur H. Mireur (de
Marseille), livre écrit de main de maître, et qui
restera dans la science comme un de plus beaux
monuments élevés de notre temps à l'hygiène publique [1].

Mais, à côté de la prostitution légale, patentée,
ayant son personnel inscrit au bureau des mœurs,
se montre et se cache un autre genre de prostitution non moins dangereux au point de vue de la
salubrité, et qui de plus est un perpétuel objet de
scandale pour la morale publique. Nous ne saurions mieux faire, pour donner une idée de ce
genre de prostitution, assez mal défini sous le nom
de *prostitution clandestine*, que d'en reproduire
ici le saisissant tableau qu'en a tracé M. Lecour,
ancien chef du bureau des mœurs à la Préfecture

---

1. *La syphilis et la prostitution dans leurs rapports avec l'hygiène, la morale et la loi*, grand in-8. Paris, 1875, chez G. Masson,
libraire de l'Académie de médecine.

de police, dans son livre sur *la Prostitution à Paris et à Londres* (1870).

« Les prostituées insoumises, dit cet honorable administrateur, sont partout, dans les brasseries, les cafés-concerts, les théâtres et les bals. On les rencontre dans les établissements publics, les gares de chemins de fer, et même en wagon. Il y en a sur toutes les promenades, aux devantures de la plupart des cafés. Jusqu'à une heure avancée de la nuit, elles circulent nombreuses sur les plus beaux boulevards, au grand scandale du public, qui les prend pour des prostituées inscrites en infraction aux règlements, et qui, dès lors, s'étonne de l'inaction de la police à leur égard.

» Beaucoup de ces filles ne racolent pas ouvertement, à la façon des prostituées en carte et par de cyniques propositions. Elles jouent de la prunelle et du coude, ricanent, appellent l'attention par leur démarche, leur costume, se font accoster mais n'accostent pas, cherchent l'occasion et acceptent tous les hasards.

» Il y a des cafés où elles consomment sans bourse délier, aux frais du chef de l'établissement, à moins qu'un consommateur ne paye pour elles, ce qui a lieu d'ordinaire ; des restaurants, connus du monde de la débauche, où elles mangent

gratis, en raison des aubaines qu'elles ont procu-
rées ou qu'elles procureront, et des cochers qui
sont à leurs ordres, aux mêmes conditions.

» L'été, le racolage se fait par installation devant un café, le marivaudage avec les consomma-
teurs, soit directement, soit par l'intermédiaire de
quelque mendiante, marchande de bouquets. Il
s'opère aussi en voiture allant au pas et longeant
le trottoir : à côté de la dame, il y a une place à
prendre et qu'elle semble offrir aux passants.
Celui qui la prendra payera la course et le reste.
Aussi, le cocher est-il de moitié dans les mines et
les anxiétés de sa cliente.

» Au théâtre, elles arrivent tard pour se faire
remarquer ; elles attirent l'œil par des excentri-
cités de costumes, elles sortent à chaque entr'acte,
quittent ou prennent quelques vêtements aux couleurs voyantes, parlent haut, rient bruyamment,
jouent de la lorgnette ou de l'éventail. Comment
ont-elles mangé ? Qui les reconduira ? Où couche-
ront-elles ?... C'est le fond du panier de cette lé-
gion de courtisanes, spéciales à notre époque, et
qui, on ne sait pourquoi, sans esprit et souvent
sans beauté, font tapage dans les avant-scènes,
roulent voiture, fréquentent des villes d'eaux et
dévorent des fortunes.

» D'autres, habituées des brasseries et cafés-concerts, vont de table en table, rieuses, tapageuses, provocantes, en quête d'un mot qui crée une liaison d'une nuit. Pour le plus grand nombre, et ce sont les plus jeunes et les moins perverties, l'unique moyen de racolage, c'est le bal, et il y en a pour toutes les toilettes et pour tous les goûts. Quand toutes ces tentatives ont été vaines, il reste la rue.

» L'heure a beau s'avancer, on trouve toujours de ces femmes attardées. Des passants isolés les croisent et les regardent. Est-ce une aventure ? Qu'importe, cela en sera une ! Et un dernier couple s'éloigne dans l'ombre...

» Et c'est ainsi qu'une foule de femmes, sans autre moyen d'existence, et quotidiennement vouées aux mêmes expédients, arrivent aujourd'hui comme hier, et comme elles le feront demain, à vivre de la débauche, au grand péril de la santé publique. » (*Loc. cit.*, p. 345.)

Ajoutons à ce tableau si fidèle une peinture du même sujet, par Maxime du Camp, que nous détachons de son grand ouvrage, véritable traité de physiologie sociale sur *Paris, ses organes, ses fonctions et sa vie* (1872).

« Cette prostitution, dit-il, procède ouvertement, sans choix, pour de l'argent ; elle encombre

les boulevards, les Champs-Élysées, le bois de
Boulogne ; elle remplit nos théâtres, non-seulement dans les loges, mais sur les planches, où
elle paye pour se montrer, comme sur une table
de vente, au plus offrant et dernier enchérisseur ;
elle a la façon provocante de ceux qui ne craignent rien ; elle force les caissiers à dévaliser
leurs caisses ; elle sort dans des voitures à quatre
chevaux ; elle porte aux oreilles des diamants his-
toriques, et lorsqu'elle demande une inscription
pour mettre au haut de l'escalier de son hôtel, on
pourrait lui répondre :

Ainsi que la vertu, le vice a ses degrés. »

M. Maxime du Camp, dans son ardeur de mo-
raliste, nous semble cependant aller un peu trop
loin. Même dans les choses les moins respectables,
il y a des limites qu'il faut respecter. Nous nous
associons donc pleinement aux justes réflexions
dont M. Mireur, dans son *Traité de la prostitution*, fait suivre cette même citation.

« Comme par suite, dit-il, d'une étrange loi
d'assimilation, les diverses classes de la prostitution
répondent aux différentes classes de la société. Si
le fond est partout le même, il n'est pas moins
vrai que la diversité des milieux constitue des dif-

férences extérieures très-sensibles. Aussi, voit-on dans ce monde de la galanterie et du libertinage, qu'on est convenu d'appeler le *demi-monde*, tous les degrés représentés : il y a l'aristocratie et la plèbe, la courtisane célèbre et la racoleuse d'aventure. D'autre part, et en dehors même de ce personnel, dont la hiérarchie n'est qu'apparente, il existe encore une autre catégorie, celle des *femmes entretenues*, qui, vivant des libéralités d'un seul, ou étant l'objet d'une de ces sortes de sociétés en commandite plus ou moins limitées, ont d'autres usages, d'autres mœurs, un autre genre d'exploitation, en un mot, un autre *modus vivendi*. Doit-on négliger ces apparences, faire abstraction de ces habitudes, et confondre sous une dénomination commune ces catégories si dissemblables? Telle n'est point notre pensée ; car nous ne supposons pas que les mots de galanterie, concubinage et prostitution soient synonymes.» (*Loc. cit.*, p. 310.)

Il y a là, en effet, des distinctions à établir, et nous pensons, avec M. Mireur, qu'il convient de réserver le nom de prostitution au seul libertinage qui se montre et s'affiche sur la voie et dans les lieux publics. A moins qu'on ne préfère, avec notre aimable et féroce auteur de la

Dame aux camélias, classer parmi les prostituées ou « femmes de rue » toutes les femmes vivant en dehors du mariage, ce qui simplifierait, il est vrai, la définition.

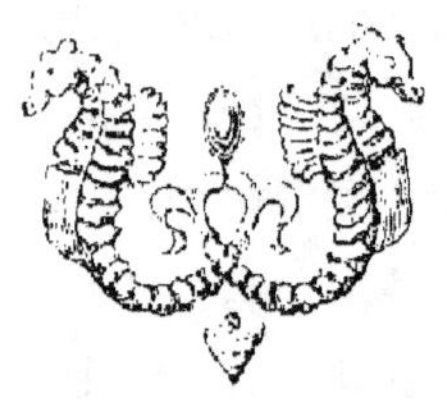

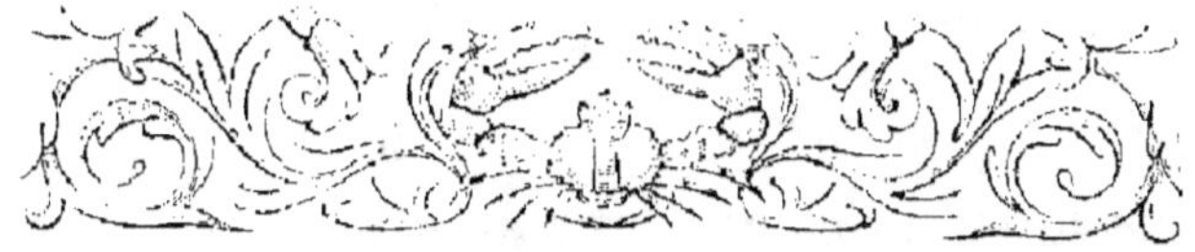

CINQUIÈME LETTRE

Nous connaissons déjà les principaux signes extérieurs à l'aide desquels il est possible, dans certains cas, de reconnaître à temps qu'une femme est syphilitique. Mais cela ne suffit pas; car il peut arriver, comme nous l'avons dit, que ces signes fassent défaut, ou que diverses circonstances de temps et de lieu ne nous permettent pas d'en constater immédiatement la présence. De là la nécessité, dans toute rencontre suspecte, et quelles que soient les apparences de sécurité qu'elle puisse offrir, de prendre certaines précautions individuelles que nous allons maintenant indiquer.

Et d'abord, un coup d'œil sur les surfaces qui vont être directement exposées. Il faut qu'elles

soient intactes. La plus légère solution de continuité, une écorchure, une éraillure, une érosion,
si petites qu'elles soient, sont autant de portes
ouvertes à l'ennemi. Attendez qu'elles soient
fermées.

Nous avons dit plus haut, à propos de la blennorrhagie, quelle importance nous attachons,
comme moyen prophylactique, aux soins minutieux
de toilette, *intus et extra*, pris par la femme avant
le congrès. A plus forte raison devrons-nous exiger
ces mêmes soins quand nous avons lieu de craindre
la syphilis. Vénus sortant de l'onde est ici plus
que jamais de rigueur... Mais gardons-nous de lui
offrir la réciprocité. Des lotions préalables avec de
l'eau simple ou savonneuse seraient, de notre
part, plus nuisibles qu'utiles. Mieux vaut en ce
moment, la propreté dût-elle en souffrir, laisser à
nos tissus leur vernis naturel, muqueux ou sébacé.
Ajoutez-y même, pour plus de sûreté, une légère
couche d'un corps gras, cold-cream ou axonge;
l'accès sera plus facile, le contact moins dangereux. Et vous remplacerez ainsi avec avantage
l'ignoble baudruche, dont l'efficacité, déjà dou-
teuse contre la blennorrhagie, devient à peu près
nulle contre le chancre et la syphilis. « Mauvais
parapluie, disait M. Ricord parlant de cette enve-

loppe, que la tempête peut crever ou déplacer, et qui, dans tous les cas, garantissant assez mal de l'orage, n'empêche pas les pieds de se souiller. »

Un médecin célèbre, Nicolas Massa (de Venise), écrivait, il y a trois siècles, au beau temps de la Renaissance et de la vérole : *Si vero quis cum infecta muliere coire voluerit, quod fatuum est, non moretur in coitu.* » Ce précepte, en vieillissant, n'a rien perdu de son utilité. L'amour prudent doit être alerte et égoïste. Point de pause, de retard volontaire... Et aussitôt après, au moment propice où l'amour quitte son bandeau, où le regret succède à l'entraînement, où le désir satisfait fait place à la crainte, vite, vite! un lavage complet, attentif, minutieux, plusieurs fois répété, de toutes les surfaces que le virus a pu toucher, de tous les plis et replis où il a pu se glisser. Pas une minute, une seconde à perdre, les instants sont précieux : *fugit irreparabile tempus!*

Depuis l'invasion de la syphilis en Europe, c'est-à-dire depuis la fin du quinzième siècle, presque tous les médecins qui se sont occupés spécialement de cette maladie, ont cherché les moyens de la prévenir. Dans l'ignorance où l'on fut d'abord de son véritable mode de contagion, et dans l'opinion généralement répandue qu'elle pouvait se transmettre à distance et se propager, à la manière des maladies épidémiques, par l'air, par l'eau, les aliments, etc. [1], personne ne dut songer à des préservatifs particuliers. Des édits, des règlements d'une police barbare, ordonnant la séquestration des vérolés, et même prescrivant contre eux des châtiments corporels, furent les premiers moyens qu'on employa pour s'opposer à l'extension du fléau. Les riches étaient contraints de s'emprisonner dans leurs demeures; les pauvres étaient chassés et menacés de mort, abandonnés même des médecins, qui se voyaient impuissants à combattre leur mal : « Pauperes hoc malo laborantes » expellebantur ab hominum conversatione, tan- » quam *purulentum cadaver;* derelicti a medicis » (qui se nolebant intromittere in curam), habi- » tabant in arcis et silvis. » (Laur. Phrisius, *De morbo gallico.*)

Mais dès qu'on sut que la syphilis ne se communiquait que par le coït, ou par tout autre contact

1. Témoin l'histoire si connue du cardinal Wolsey, accusé d'avoir voulu donner la vérole au roi d'Angleterre Henri VIII, en lui parlant à l'oreille; et ce spirituel passage du livre de Fallope, où ce médecin se moque agréablement de ceux qui, pour défendre l'honneur de certaines femmes, disaient qu'elles avaient pris la vérole par le moyen de l'eau bénite : « Et quamvis quidam summæ » auctoritatis voluerint defendere castas matronas, dicentes eas » fuisse aquâ benedictâ infectas. Infectio illa habuit originem » per unum asperges... scio ego. » (*Tract. de morbo gallico,* chap. XIII).

immédiat; dès qu'on en connut la cause spéciale, et que les propriétés du virus syphilitique furent nettement définies, on s'occupa de découvrir des agents directs de préservation, c'est-à-dire des substances capables de neutraliser le poison vénérien inoculé pendant le coït.

Le vin blanc et le vinaigre furent les premiers liquides dont on prescrivit l'usage. Nicolas Massa les recommande particulièrement au chapitre VI de son livre *De morbo gallico :* « Quod si forte quis
» muliere infecta coiverit, laventur partes illæ post
» coitum cum vino albo, vel cum aceto, quod magis
» placet, ut fiat confortatio membri et prohibitio
» corruptionis ad illam malam qualitatem, et sic
» stet in suo robore membrum confirmatum. » Et plus loin : «Si vero quis cum infecta muliere coire
» voluerit, quod fatuum est, lavetur vulva cum
» vino aut aceto, et membrum virile cum aceto,
» quoniam non sinit imprimere malam illam qua-
» litatem, et non moretur in coitu. Et post lavetur
» membrum virile ut supra. Et contra, si mulier
» cum viro infecto coiverit, lavet viri membrum
» et vulvam, et non morentur in coitu. »

Déjà, en 1290, Lanfranc ordonnait de laver la verge avec de l'eau vinaigrée, non pour se préserver de la syphilis qui, à cette époque, n'existait pas encore en Europe, mais comme moyen prophylac-

tique contre les affections non virulentes des organes génitaux, qui, de tout temps, ont pris naissance à la suite de rapports avec des femmes mal-
propres ou malsaines : « Si quis vult membrum ab
» omni corruptione servare, cum recedit a muliere
» quam habet suspectam de immunditia, lavet illud
» cum aquâ aceto mixtâ. »

Le jus de citron a également joui d'une grande
faveur. Fracastor, dans son beau poème sur la
syphilis, l'a célébré par les vers suivants :

> Sed neque carminibus neglecta silebere nostris
> Hesperidum decus, et medarum gloria CITRE
> Sylvarum...............................
> ....
> Ergo ubi nitendum est cæcis te opponere morbi
> Seminibus, *vi mira arbor cithereia præstat.*

Gabriel Fallope, qui attachait une telle importance à la prophylaxie de la syphilis, qu'il aurait
cru, disait-il, n'avoir rien fait s'il n'avait appris
aux hommes les moyens de se garantir de la vérole,
vanta diverses lotions faites sur le gland avec des
liquides vulnéraires tirés du mercure et du gaïac,
ainsi qu'une enveloppe de linge séché après avoir
été préalablement imbibé d'une décoction de
plantes aromatiques et astringentes. Il affirme
avoir fait l'épreuve de ces moyens préservatifs sur

plusieurs centaines d'individus, et il prend Dieu à témoin qu'il a toujours réussi : « Ego feci experi-» mentum in centum et mille hominibus, et Deum » testor immortalem nullum eorum infectum. » (*De morbo gallico tractatus*, cap. LXXXIX.)

Pierre Agathus (1564) a beaucoup loué les décoctions aromatiques ; Petronius les lotions d'urine et d'eau-de-vie camphrée. En 1690, Ettmuller, professeur à Leipsick, conseilla de se laver avec de l'essence de térébenthine mêlée au vin; Palmarius crut à l'efficacité d'une décoction vineuse de gaïac ; De Mahon (1770) recommanda les lavages avec une solution d'alun. Un an plus tard, le docteur anglais Warren donna des préceptes minutieux qui consistaient, *ante coïtum*, en un graissage préalable, avec une pommade astringente ; *post coïtum*, en des lotions et injections avec une lessive alcaline.

Guilbert de Préval (1772) préconisa un préservatif composé d'un mélange d'eau distillée, d'eau de chaux, d'alcool et de sublimé corrosif, ce qui lui valut, comme nous l'avons dit déjà, toutes sortes d'humiliations, et sa radiation de la liste des docteurs régents de la Faculté. La docte compagnie, qui, à cette époque, ne possédait encore qu'à une très-faible dose cette suprême raison dont Voltaire venait d'illuminer son siècle, profita même de l'occasion pour flétrir tous les moyens

analogues « comme ouvrant la porte au libertinage, et produisant un dérèglement dont devaient
souffrir la population, le bon sens et la pureté des
mœurs ! »

En 1774, Peyrilhe proposa l'ammoniaque étendue d'eau ; Hunter, Fordyce, Mederer, à l'imita-
tion de Warren, recommandèrent les lotions et
injections avec une solution légère de potasse
caustique. Déjà ce dernier liquide était connu en
France sous le nom de *lotion antivénérienne*.
Hunter prescrivit encore, comme propre à empêcher l'infection vénérienne, l'eau de chaux et une
solution de sublimé corrosif à la dose de 2 grains
pour 8 onces d'eau.

Un peu plus tard, le docteur Malapert conseilla
l'emploi, déjà indiqué par Hunter, d'une solution
de bichlorure de mercure. En 1828, Coster, pen-
sant que le chlore avait la propriété de détruire le
virus syphilitique en lui enlevant son hydrogène,
fit des essais sur l'homme et les animaux avec les
chlorures de soude et de chaux. Ces essais eu-
rent, dit-on, un plein succès. Des lotions et des
injections chlorurées furent prescrites à plusieurs
individus qui s'exposaient fréquemment avec des
femmes infectées, et pas un seul ne contracta la
maladie vénérienne.

M. Ricord a également recommandé les lotions

chlorurées (de l'eau contenant un cinquième de liqueur Labarraque). Les acides et les alcalins étendus d'eau de manière à n'être pas caustiques, l'alcool, le vin, la solution de sulfate de zinc et d'acétate de plomb, lui ont paru offrir quelque utilité. Toutefois, d'après ce médecin, l'efficacité de ces diverses substances se bornerait à neutraliser le virus qui n'aurait encore été que déposé sur une surface restée saine. Quand le pus virulent a pénétré dans les tissus, aucun moyen, si ce n'est la cautérisation des parties, à une profondeur qui dépasse celle des points contagionnés, ne peut en empêcher les effets.

Citons encore le préservatif à base de perchlorure de fer, proposé dans ces derniers temps par M. Rodet (de Lyon), et enfin le nôtre, auquel nous donnons naturellement la préférence. En voici la formule :

Alcool ordinaire.............. 30 grammes.
Savon de toilette........... 10 　—

Faites dissoudre le savon dans l'alcool, filtrez et ajoutez :

Essence de citron rectifiée.... 5 grammes.

L'effet prophylactique de ce liquide, expérimentalement démontré (voyez mon *Traité des maladies vénériennes*, pages 401 et suiv.), est le résultat d'une double action : d'une part, l'alcool et l'essence de citron étant des substances très volatiles, pénètrent rapidement dans les tissus, et neutralisent, par leur activité spéciale, le virus syphilitique qui aurait pu s'y introduire ; d'autre part, le savon, qui entre en grande proportion dans le mélange, permet un lavage aussi complet et aussi *entraînant* que possible de tous les points où ce même virus n'aurait été que superficiellement déposé. La consistance oléagineuse du liquide facilite singulièrement son application. Il suffit, en effet, d'en verser quelques gouttes sur les parties qui viennent de subir un contact suspect, et de les étendre ensuite au moyen de frictions faites avec les doigts pendant une minute au plus. La seule sensation qu'il provoque est une légère cuisson, qu'une simple ablution d'eau fraîche fait immédiatement disparaître. Ajoutons enfin que ce liquide n'a pas l'inconvénient de tacher le linge, et que le mélange dont il est formé, au lieu de constituer une drogue pharmaceutique repoussante, en fait, au contraire, un cosmétique d'une odeur agréable et d'un usage en tout approprié aux délicates exigences du moment.

Indépendamment des premières expériences auxquelles je me suis livré pour prouver l'efficacité de mon préservatif, j'ai recueilli bon nombre de faits ayant eu le même résultat.

En voici un, entre autres, que je rapporterai, parce qu'il donne, sous une forme assez piquante, sinon une démonstration rigoureusement scientifique, du moins une idée saisissante de son pouvoir prophylactique :

OBSERVATION — Un jeune médecin, célibataire, reçoit un jour dans son cabinet un client affecté de deux chancres sur le prépuce. Il examine, constate la nature du mal, et formule sa prescription.

— Et vous, docteur, lui dit le malade, comment vous portez-vous ?

— La question est au moins indiscrète. Que voulez-vous dire ?

— Je veux dire, réplique le malade, que vous devez être dans une situation à peu près semblable à la mienne, puisque, le jour où j'ai contracté mes chancres, vous avez également et avant moi, ainsi que je l'ai su plus tard, expérimenté sur vous-même, et en le puisant à la même source, le virus qui me les a transmis.

Le docteur sourit, et, pour toute réponse, montra à son client un petit flacon contenant mon liquide, en lui recommandant d'en faire usage à l'avenir.

Soit que l'on ait eu recours à un préservatif, ou qu'on se soit borné, pour toute précaution, à un lavage — suffisant, je dois le dire, dans la plupart des cas, pourvu qu'il soit complet et minutieusement exécuté, — il faut encore, à la suite de tout congrès suspect, s'observer attentivement pendant plusieurs jours. Toute lésion, si légère qu'elle paraisse, toute écorchure, érosion, fissure, etc., que l'on apercevrait, doit être *immédiatement cautérisée*. Des expériences nombreuses, faites par M. le professeur Sigmund (de Vienne), venant à l'appui d'expériences d'un autre genre faites par Wallace, Puche et Luidwurm, ont, en effet, démontré que l'absorption du virus syphilitique par l'organisme n'est pas instantanée, qu'elle est toujours précédée d'un travail local, d'une sorte de germination ou fermentation sur place du virus inoculé, qui dure un certain temps, pendant lequel il est possible d'enrayer le développement du chancre et de préserver ainsi le malade de l'infection. Voici le résumé de ces expériences, que nous empruntons à l'excellent *Traité de la syphilis* de M. le docteur Lancereaux :

Sur 57 cas de contagion probable de la syphilis, 35 furent traités par la cautérisation du point contaminé, 22 furent abandonnés à eux-mêmes.

Or, des 35 malades cautérisés du premier au dixième jour, 10 devinrent syphilitiques, soit environ 29 *pour* 100. — Des 22 malades non cautérisés, 11 furent atteints de syphilis, soit 50 *pour* 100.

Cette différence considérable entre les deux résultats est bien plus significative encore, si l'on ne tient compte que des cas où la cautérisation a été précoce.

Ainsi, parmi les 35 individus cautérisés, 24 le furent du premier au troisième jour : la syphilis ne se développa que chez 3, soit 12 *pour* 100; tandis que chez les 11 autres qui ne furent cautérisés que du cinquième au dixième jour, 7 devinrent syphilitiques, soit 63 *pour* 100 : ce qui tend à établir au moins que la cautérisation pratiquée dans *les trois premiers jours* qui suivent le contact suspect, paraît avoir des avantages réels et, sans assurer une immunité absolue, *offre des chances de salut quatre ou cinq fois plus que l'inaction.* »

Donc, il faut faire pour toute plaie soupçonnée d'avoir pu livrer passage au virus syphilitique ce que l'on fait pour la morsure d'un chien enragé ou d'un reptile venimeux : la cautériser fortement et le plus tôt possible.

Ce précepte n'est pas nouveau. Il a été pour la première fois donné en 1512 par Jean de Vigo,

dans son livre sur la maladie vénérienne : « In
» primis veniendo ad originem morbi, videlicet
» ad pustulas quæ solent accidere in virgâ, *sine*
» *aliqua temporis intermissione*, protinus *medi-*
» *camine acuto* malignitatem earum interficiente,
» *sunt delendæ*, ut exinde earumdem malitia per
» totum corpus non extandatur. » (J. de Vigo, *De*
morbo gallico Tractatus.) Depuis lors, de nombreux auteurs ont également recommandé la destruction abortive des chancres. Je citerai parmi
les plus célèbres, Hunter, Cullerier et surtout
M. Ricord qui, plus que tout autre, a insisté
avec autant d'autorité que de raison pour en
populariser l'emploi.

Il va sans dire que cette opération, assez déli-
cate, ne devra jamais être confiée qu'à un médecin. Je me rappelle un malheureux jeune homme
qui, pour avoir voulu se cautériser lui-même avec
de l'acide azotique fumant, fut puni de son imprudence par la perte d'un tiers du gland, et la
destruction de son urèthre dans une étendue de
plus d'un centimètre !

Terminons cette première partie de notre livre,
en résumant sous la forme de préceptes distincts,
et dans l'ordre où ils doivent être suivis, les enseignements qui précèdent.

I. — Se rappeler les signes extérieurs à l'aide desquels il est possible de reconnaître à temps, c'est-à-dire *ante nuptias*, la présence de la syphilis, et, tout en respectant les convenances, ne rien négliger pour les découvrir.

II. — Inspection minutieuse, avant tout congrès suspect, des surfaces qui vont être exposées, afin de s'assurer de leur parfaite intégrité.

III. — Exiger de la femme des lotions et injections préalables, soit avec de l'eau pure, soit, ce qui est préférable, avec de l'eau légèrement aromatisée.

IV. — Enduire l'organe d'un corps gras non liquide, cold-cream ou axonge.

V. — S'abstenir après de trop fortes libations alcooliques, et observer la loi de Moïse pendant toute la durée de chaque époque menstruelle.

VI. — Éviter tout retard volontaire; *non morari in coitu*, selon la juste expression de Nicolas Massa.

VII. — Modérer ses désirs, et s'imposer une sage limite dans la répétition.

VIII. — Aussitôt après le congrès, lavage com-

plet, minutieux, pénétrant et suffisamment prolongé. Pour plus de sûreté, faire usage du préservatif recommandé page 59.

IX. — Expulser l'urine le plus promptement
possible. Diriger ensuite dans l'urèthre un mince
filet d'eau pure ou légèrement acidulée, en le
laissant tomber d'une certaine hauteur, pour en
faciliter la pénétration.

X. — Les jours suivants, s'observer avec la
plus minutieuse attention, et cautériser sans retard
toute plaie, toute écorchure, toute érosion, en un
mot, toute solution de continuité suspecte.

Ces préceptes, comme on le voit, ne présentent,
dans leur application, aucune difficulté sérieuse.
Rigoureusement suivis, ils auraient pour effet, j'en
ai la conviction, de réduire dans une énorme proportion les cas de maladies vénériennes. Mais
seront-ils suivis? Nos conseils, auxquels on accor-
dera du moins le mérite du désintéressement,
seront-ils écoutés? Hélas! je crains fort de n'avoir
prêché que dans le désert.... Car telle est la puissance de l'instinct sexuel, qu'il efface en nous l'instinct du danger. De loin et longtemps d'avance, on
voit le péril, on le redoute; de près et le moment
venu, il disparaît dans l'éblouissement du désir.

Et alors, adieu la prudence et les sages précautions! Loin de nous tout ce qui peut retarder le plaisir convoité ou refroidir l'ardente passion!... L'exaltation érotique peut même égarer à ce point la raison, que l'aveu du mal n'est pas toujours un frein suffisant. La femme qui en est l'objet apparaît, dans l'imagination troublée, ornée de toutes les perfections ; elle ne peut pas, elle né doit donc pas être malade..... Et, chose plus étonnante encore, nous voyons tous les jours des individus ayant acquis à leurs dépens la preuve du contraire, persister quand même dans leur étrange avenglement! Ils viennent nous consulter pour un chancre infectant; déjà la vérole les a marqués de ses premiers stigmates, écoutez-les : ils ont la certitude que leur maîtresse était *parfaitement saine!*

Que peuvent les leçons de l'hygiène contre de tels entraînements? Peu de chose en vérité. Aussi, malgré tant d'efforts pour l'arrêter, la syphilis a-t-elle continué et continue-t-elle à faire par le monde son triste chemin. Et ainsi continuera-t-elle, jusqu'à ce qu'une police sanitaire, vigoureusement organisée, en ait étouffé le foyer, ou qu'un nouveau Jenner, ce qu'on peut espérer dans l'avenir, en ait trouvé le vaccin.

Mais si peu que vaillent nos leçons, ne les regrettons pas. Si nous ne pouvons empêcher l'aveugle instinct de courir aux écueils, nous aurons du moins jeté sur sa route quelques planches de salut.

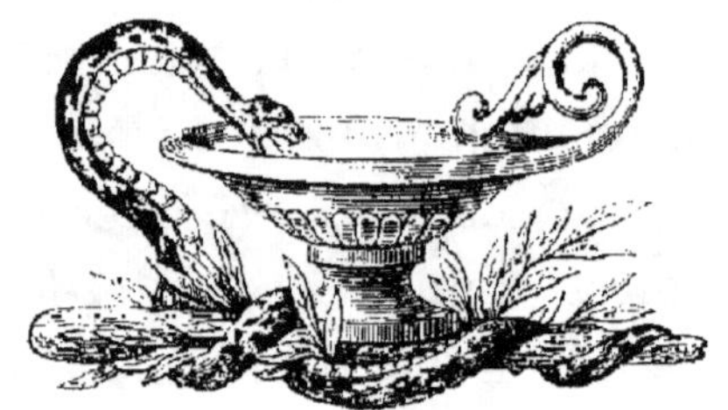

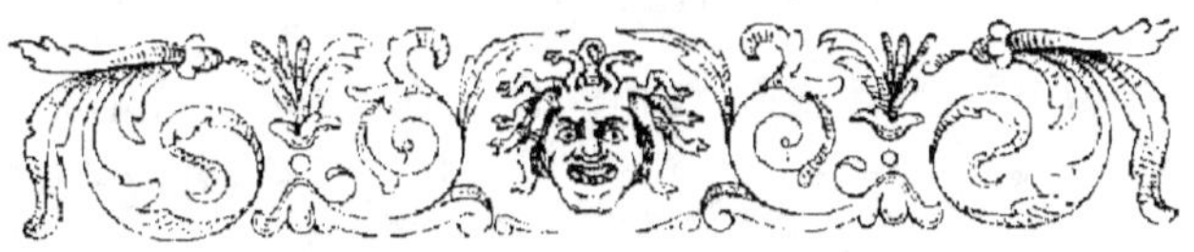

LETTRES A ÉMILE

DEUXIÈME PARTIE

PROPHYLAXIE DU CHARLATANISME

PREMIÈRE LETTRE

CONSIDÉRATIONS GÉNÉRALES SUR LE CHARLATANISME
MÉDICAL;
SA MANIÈRE D'ENTENDRE ET DE PRATIQUER
LA CONSULTATION GRATUITE.

Chercher à se garantir du mal vénérien, rien de mieux; mais ce n'est pas tout. Reste encore, quand on y est tombé, à se garer de cette autre vermine non moins vorace; le charlatanisme médical, qui grouille et pullule partout où la liberté des mœurs lui donne l'espoir d'y trouver facile et abondante pâture.

Charlatan vient du verbe italien *ciarlàre*, parler

fort et beaucoup, en bon français, *blaguer*. Bien nommé, n'est-ce pas? *Vulgus vult decipi, decipiatur*, disent les charlatans, pour justifier leur nom. Traduisez : la blague et le vol, avec l'agrément du public et du code pénal. Vieille maxime, qui de tout temps servit de devise au charlatanisme, dont l'origine se perd dans la nuit des âges préhistoriques, de l'âge du bronze, au moins, qui inventa la monnaie.

« Le charlatanisme médical, dit le docteur Piogey, dans son excellente monographie de cette lèpre sociale, remonte aux temps les plus reculés. Le premier malade a dû rencontrer un homme compatissant, qui, par cette inspiration instinctive, naturelle aux êtres primitifs, a été conduit à trouver la plante qui pouvait le guérir, et à en faire l'application. Mais la pureté des intentions, les généreux sentiments de l'homme, médecin par nature, ont été combattus aussitôt par un être pervers, qui a exploité la souffrance et l'intelligence affaiblie [1]. »

Nous aimons les définitions nettes. Nous nous en tiendrons donc, pour le charlatanisme médical, à celle que nous venons d'en donner : la *bla-*

1. *Du charlatanisme médical et des moyens de le réprimer.* Broch. in-8, Paris, 1853.

que et le *vol.* Malheureusement, l'envie, la basse
envie, *invidia pessima*, a beaucoup trop étendu
parmi nous la signification de ce mot. Charlatan,
se plaisent à dire certains médecins, de tout confrère qui a le tort de s'élever d'un millimètre au-
dessus d'eux en talent et en succès ; charlatan, le
praticien qui trouve un remède nouveau, et qui
se permet, surtout si le remède est bon, de le publier ailleurs que dans son testament ; charlatan,
le jeune docteur qui n'attend pas l'âge de quatre-
vingts ans pour ouvrir une clinique, publier quelques mémoires, écrire un livre sur lequel il espère
fonder sa réputation, etc., etc. Le moindre tort d'un
tel abus de langage, renouvelé de Basile, est de
favoriser, en les comblant de joie, les vrais charlatans, que le public n'a déjà que trop de tendance
à confondre avec les médecins. Ils se disent, qu'a-
près tout, ils n'ont point tant à regretter ce qu'ils
font, voyant si facilement affubler de leur nom
ceux qui suivent le droit chemin. Basile, mon
ami, si tu sais ce que vaut la calomnie, tu sais
pourtant aussi ce qu'il en coûte de cracher en
l'air !

Nous n'avons point, Dieu merci, à nous occuper
ici du charlatanisme en général ; de tous ces guérisseurs, avec ou sans diplôme, du cancer et de la

cataracte, en soufflant dessus; de tous ces empiriques, vendeurs de drogues inutiles contre la
phthisie, les dartres, l'asthme et la goutte, sans
compter les magnétiseurs, somnambules, sorciers
uropathes, faiseurs de miracles, rebouteurs, etc.
Cette grave question d'hygiène sociale a d'ailleurs
été traitée, avec une compétence et une autorité
que nous ne saurions y apporter nous-même, par
une foule de médecins, et des plus distingués,
Piogey, Trousseau, Amédée Latour, tout récemment encore, par le docteur Ad. Piéchaud; tous
réclamant une révision de nos lois, notoirement
insuffisantes, contre ce que l'un d'eux a justement
appelé le *brigandage médical*.

Ne voulant point sortir de notre sujet, nous
nous bornerons à mettre sous les yeux de nos lecteurs quelques exemples des aimables pratiques
du charlatanisme dans l'exploitation des maladies
vénériennes et des voies urinaires, qui de tout
temps, on le sait, ont eu le privilège de lui fournir ses meilleurs tremplins. Mieux vaut l'exemple
que la parole. Quelques faits, choisis parmi les
plus vulgaires, et dont nous avons été, pour la
plupart, personnellement témoin, feront plus que
de longs discours pour éclairer ce bon public,
toujours prêt pour l'hameçon, quand il s'agit de
sa santé.

Observation I. — M. X..., voyageur de commerce, vint un jour me consulter pour une chaudepisse datant d'environ trois semaines. Après avoir constaté la maladie, qui était encore à l'état aigu, je lui demandai, suivant l'usage, quel traitement il avait suivi avant de venir me voir.

— Docteur, me dit-il, je l'ignore absolument. Tout ce que je sais, c'est que je ne vais pas mieux. Pendant un voyage que je faisais en Chine, il y a deux ans, j'avais souvent lu dans les journaux de Pékin l'annonce d'un traitement gratuit et incomparable, par un certain docteur Tir Lèn, médecin de la Faculté de Paris, membre de plusieurs Académies et autres sociétés non moins savantes du Kamtchatka. Me trouvant « pincé », j'eus l'idée de profiter au moins de ce désagrément pour voir de près ce grand philanthrope, digne émule de Richard Wallace, dépensant, rien qu'en frais de publicité, quelque chose comme trente ou quarante mille francs par an, pour appeler à lui, consoler et soulager gratuitement les malheureux... en amour.

Ma curiosité satisfaite, je sortis de chez lui, emportant dans mes poches : une bouteille de sirop dépuratif, une boîte de pilules, dites siccatives, et une fiole contenant un liquide souverain pour injections. Coût 15 francs... J'étais, je vous l'avoue, quelque peu désillusionné; mais en y réfléchissant, je me dis, qu'après tout, je restais encore l'obligé de cet excellent Chinois, qui, s'il m'avait fait payer ses drogues un peu cher, m'avait du moins dispensé gratis les trésors de son vaste savoir, ce qui me décida... à n'y plus retourner.

On m'a dit aussi, mais ce sont assurément de mauvaises langues, que le double titre de docteur et de médecin de la Faculté de Paris, que font sonner bien haut certains de ces guérisseurs, cacherait le plus souvent un de ces diplômes exotiques de Philadelphie, d'Erlangen, de Giessen, d'Iéna ou autres Facultés transcendantes, dont le premier venu peut se parer moyennant finances, et que les susdites Académies et Sociétés savantes, dont ces bons Chinois se vantent de faire partie, se réduisent toutes à un seul membre, ayant pour président son concierge, et pour trésorier son colleur d'affiches.

Cette observation nous offre le modèle parfait de la manière dont les charlatans entendent et pratiquent la *consultation gratuite*. La maladie vénérienne la plus commune, celle qui leur amène le plus de clients, la blennorrhagie, n'exige à son début qu'un traitement des plus simples : quelques injections légèrement astringentes, un régime doux, et pour tisane, de l'eau de goudron ou une infusion quelconque. Si vous prenez, pour commencer, les antiblennorrhagiques spéciaux, copahu et cubèbe, tout est perdu. Ces deux médicaments, qui produisent généralement bon effet quand ils sont administrés en temps opportun, ne réussissent jamais dans la période aiguë de la maladie, et, chose plus fâcheuse encore, restent inactifs quand le moment serait venu d'en tirer parti, l'organisme s'y étant peu à peu accoutumé. C'est même là une des principales causes du passage si fréquent de cette maladie à l'état chronique.

Mais alors, direz-vous, comment, pour le charlatan, payer ses frais de boutique, ses innombrables affiches, ses annonces et réclames dans les

journaux, qui lui coûtent des sommes énormes,
si, pour chaque chaudepisse qui vient implorer
sa philanthropie, il se contentait d'offrir au porteur
une simple fiole de liquide à injections, valant
un franc, et pour deux sous de goudron ou de bois
de réglisse? Rassurez-vous. Comme pour les ivro-
gnes, il y a un Dieu pour les charlatans. Ce Dieu,
ce sauveur, ce pourvoyeur de la caisse, c'est... le
DÉPURATIF! Mot magique, dépourvu de sens, et
par cela même, toujours gros pour le malade de
séduisantes promesses; remède souverain, panacée bonne à tout faire, le vide surtout dans la
poche du client. Donc, le dépuratif est là, toujours
là, dans sa vitrine, attendant le moment psycho-
logique où le pauvre patient ouvrira sa bourse
devant les engageantes perspectives que va lui ouvrir le charlatan : Au premier plan, sang vicié,
humeurs répandues, glandes engorgées et trans-
formées en outres purulentes ; au second plan, la
dartre, la hideuse dartre, la carie, la nécrose, l'é-
pilepsie, la cachexie, etc., etc.; et au dernier plan,
dans le lointain de l'avenir, de pauvres petits
bébés scrofuleux, rachitiques, maudissant le père
qui leur a donné le jour!... Au besoin, le dessin
vient au secours de la parole. Dans la salle d'attente sont appendues des gravures coloriées re-
présentant les plus horribles plaies : nez rongés

par la vérole, ulcères phagédéniques labourant la peau, verge et testicules amputés par la gangrène, rien n'y manque pour terrifier le malade. Et alors, en avant boîtes et flacons, pilules, bols, capsules et dragées, essences, robs, teintures, élixirs, sirops dépuratifs, tous dépuratifs ! Il y en a pour tous les goûts. Et tout cela pour une simple chaudepisse !!!

Nous sommes cependant encore au - dessous de la vérité. En doutez-vous ? Faites-en l'expérience, en y allant vous-même. Et vous verrez, proh pudor ! *qu'il n'est même pas nécessaire d'être malade* pour en sortir le gousset vide et les poches remplies de drogues. Témoin le fait suivant :

OBSERVATION II. — Un homme d'une trentaine d'années, grand, fort et bien constitué (c'était un ouvrier sculpteur-ornemaniste), entrait un jour dans mon cabinet et, sans mot dire, tirait de dessous son vêtement : 1° une bouteille de sirop dépuratif; 2° une boîte contenant une centaine de pilules, dites bols de Perse ou d'Arménie ; 3° plusieurs paquets renfermant une poudre blanche pour tisane ; 4° un pot de pommade au précipé rouge (bioxyde de mercure).

— Monsieur, me dit-il, après avoir déposé sa cargaison sur mon bureau, je suis allé hier consulter un célèbre médecin de la Faculté de Paris. Croyez bien que lorsqu'il s'agit de ma santé, je ne m'adresserais pas au premier venu. Ce médecin, ses affiches en font foi, est *maître en pharmacie, ex-pharmacien des hôpitaux de Paris, professeur de médecine et de botanique, membre de plusieurs sociétés savantes, honoré de médailles et de récompenses nationales, etc., etc.*

C'est, comme vous le voyez, un grand savant, et il me l'a bien prouvé. Un simple coup d'œil lui a suffi pour reconnaître immédiatement ma maladie, qu'il a sans doute jugée fort grave pour m'avoir ordonné tant de choses à la fois. Le tout m'a coûté 12 francs, mais je ne m'en plains pas ; car aux grands maux les grands remèdes !

— Mais alors répliquai-je, pourquoi venez-vous me trouver aujourd'hui ?

— Ah ! voilà. C'est qu'un de mes camarades, que j'ai vu ce matin, et à qui je racontais mon histoire, m'a affirmé que le médecin que j'ai consulté hier est mort depuis plus de vingt ans.

— Vous voulez dire, sans doute, celui que vous avez cru consulter.

— Oui, le maitre en pharmacie, ex-pharmacien des hôpitaux, professeur, etc., etc. Vous comprenez que cela m'a jeté un froid et donné le trac, comme on dit. C'est pourquoi j'ai désiré avoir votre avis avant de m'ingurgiter ses remèdes

— Montrez-moi votre mal.

— Le voici, docteur, regardez bien, cette rougeur sur le gland....

— Est-ce là tout ?

— Mais oui, docteur, je le crois du moins. Car jamais jusqu'à présent, je n'avais rien attrapé. Ni chaudepisse, ni chancre, ni poulain, pas même le plus petit bouton sur le corps.

— Eh bien ! mon ami, rassurez-vous, vous en êtes toujours là. Cette petite rougeur, que votre médecin ressuscité aura sans doute prise pour un chancre, ne me prouve qu'une chose : le peu de soin que vous prenez de vousmême. Quelques grands bains, une ablution chaque matin

avec de l'eau fraîche, et votre rougeur disparaîtra bientôt
pour ne plus revenir, si toutefois vous continuez à vous
tenir propre. Vous n'avez besoin d'aucun médicament.
Remportez toutes ces drogues et gardez les précieuse-
ment. Vous n'aurez pas perdu votre argent, si elles peuvent vous rappeler à l'avenir que, si les charlatans meu-
rent comme les autres, le charlatanisme est immortel.

Nos lecteurs ont deviné, sans doute, qu'il s'agit
ici du fameux docteur Chaumonot, dit Charles
Albert, mort en 1848. « Ce médecin, qui, pour
ainsi dire, a créé la réclame en médecine, dit
M. Piogey, fit une fortune rapide. Lorsqu'il voulut
vendre son exploitation, le prix, basé sur le rapport, en fut si élevé, qu'elle ne put être acquise
que par une Société. Aujourd'hui, chaque action-
naire perçoit des bénéfices en raison de sa mise de
fonds; des mercenaires à gages donnent les consultations et les exécutent. Le fondateur est mort,
mais l'annonce est toujours là, appuyée sur des
titres mensongers pour la plupart, ou présentés de
façon qu'on leur attribue une grande importance.
La seule modification que cette annonce a subie,
c'est que les affiches et les réclames dans les journaux portent : Traitement du Docteur, au lieu de
Traitement par le Docteur Ch. Albert. Il faudrait être bien roué en exploitation de réclame
pour deviner la supercherie. » (*Loc. cit.*, p. 15.)

Mais, ajoute un peu plus loin M. Piogey, « non-seulement les vivants donnent des consultations, mais les morts même répondent aux lettres qui leur sont adressées. Ainsi, M. Ch. Albert, décédé depuis cinq ans (M. Piogey écrivait en 1853), a répondu, à la date du 16 juin 1853, à une lettre qui lui avait été adressée la veille :

Je puis d'autant mieux vous guérir radicalement et promptement, je l'espère, que je m'occupe spécialement de la maladie dont vous êtes atteint. Veuillez donc vous donner la peine de venir me voir, et j'espère que vous serez satisfait de mes bons soins et de ma discrétion.

Signé : Ch. Albert. »

Si nous ne craignions pas de retenir trop long-temps l'attention de nos lecteurs sur ces sujets peu réjouissants, nous pourrions faire suivre l'observation qui précède d'une foule d'autres du même genre, toutes prouvant ce que nous avons avancé, savoir : qu'en s'adressant aux charlatans, *il n'est même pas nécessaire d'être malade* pour être par eux drogué et dévalisé. Nous ne pouvons cependant résister au désir de reproduire ici un fait analogue, que nous trouvons dans l'excellent mémoire du docteur Piéchaud sur l'*Usurpation des titres médicaux et le charlatanisme*[1]. Ce fait est d'autant plus piquant, que le héros de l'aventure était une de nos célébrités chirurgicales, le docteur Voillemier, chirurgien de l'Hôtel-Dieu, mort depuis peu. Nous copions textuellement.

OBSERVATION III. — Le docteur Voillemier avait autrefois l'habitude de faire visite, en appareil très simple, aux charlatans en renom. Il voulait se rendre compte par lui-même de leurs procédés. Simulant une maladie dont il n'avait pas le plus petit vestige, il va voir un de ces guérisseurs réputé très habile. Celui-ci l'examine avec soin, reconnaît qu'il n'y a plus trace d'affection à l'extérieur, mais que pourtant *l'état des parties internes lui annonce qu'il y a menace d'accidents prochains.* Et il remet au docteur Voillemier un flacon dont le coût est de 30 francs.

Le docteur Voillemier trouve que c'est payer un peu cher sa curiosité scientifique, et objecte qu'il n'est pas en situation de faire ce sacrifice. Un débat s'engage entre le chirurgien et le charlatan, débat à la suite duquel le flacon reste entre les mains du chirurgien pour le prix de 20 francs. Le docteur Voillemier, aussitôt rentré chez lui, fit l'analyse du liquide contenu dans le flacon, et y trouva $1^{gr},50$ de nitrate d'argent pour 100 grammes d'eau distillée. Solution très capable, disait le docteur Voillemier, racontant ce fait à l'amphithéâtre de l'Hôtel-Dieu, de causer la maladie au lieu d'en être le remède (*loc. cit.* p. 17).

1. Brochure in-8, chez Lauwereyns, libraire-éditeur. Paris, 1878.

Si tous les charlatans, comme le font certains
d'entre eux, se contentaient de rançonner leurs
clients, malades ou en bonne santé, en les comblant de drogues inutiles, mais inoffensives, nous
n'aurions rien à y redire, la chose se faisant avec
l'agrément, sinon pour l'agrément des gens assez...
naïfs pour s'y laisser prendre et y retourner. Mais
là où il n'est plus permis au médecin de se taire,
c'est devant ce charlatanisme sans honte et sans
frein, faisant appel à toutes les voix de la publicité pour offrir à tous les malades indistinctement
et même aux valides, des médicaments dangereux, pouvant devenir de redoutables poisons,
pris en dehors des cas particuliers auxquels ils
sont applicables. Et cela — pour un d'entre eux,
du moins, le MERCURE, — sous le couvert et avec
la soi-disant APPROBATION de notre ACADÉMIE DE
MÉDECINE, qui, de nos jours encore, se laisse ainsi
traîner, sans mot dire, aux gémonies de la réclame, jusque dans la fange des urinoirs !

Dans le courant de l'année 1832, feu le docteur
Ollivier (de Paris) soumettait au jugement de
l'Académie de médecine des biscuits auxquels il
avait eu l'idée d'incorporer du bichlorure de mercure (sublimé corrosif), pour le traitement de la
syphilis. Sur un rapport favorable du docteur

Emery, et à la suite d'une discussion assez obs-
cure, l'Académie, malgré la protestation de plusieurs de ses membres, les docteurs Guibourt,
Pelletier, Soubeiran et Louis, crut devoir, dans sa
séance du mardi 2 octobre 1832 [1], accorder au
docteur Ollivier, qui sans doute y comptait beaucoup d'amis, une indemnité de six mille francs.
Comment cette indemnité s'est transformée plus
tard en une *récompense nationale de vingt-quatre mille francs*, disent maintenant les affiches
Ollivier et Cie, je l'ignore. Mais ne discutons pas
sur les chiffres. Six mille francs, c'était déjà beaucoup pour une préparation qui ne valait ni plus ni
moins que de simples pilules, celles de Biett ou
de Dupuytren par exemple, lesquelles avaient
même et ont gardé sur les susdits biscuits le

----

1. Voici un extrait du procès-verbal abrégé de cette séance,
inséré dans la *Gazette des hôpitaux* du jeudi 4 octobre 1832 :

Après la lecture de la correspondance, M. Emery lit son rapport sur les *biscuits mercuriels* de M. Ollivier, et conclut à ce
que le gouvernement achète le secret, et paye à l'auteur douze
cents francs de rente perpétuelle sur le Grand-Livre.

— M. Guibourt pense que M. Ollivier n'est pas l'inventeur de
la *Méthode alimentaire mercurielle* (le mot est joli), qu'il a seulement perfectionnée.

— M. Pelletier est d'accord avec M. Guibourt. On ne peut
assurer que le sublimé passe dans les biscuits à l'état de mercure doux (calomélas).

— M. Emery se fonde sur le désaccord des chimistes pour soutenir que la préparation de M. Ollivier est nouvelle.

— M. Soubeiran croit qu'il n'y a pas invention dans la mé-

double avantage d'être plus faciles à prendre et
de coûter moins cher.

Mais ce qui valait bien plus que la récompense
pécuniaire, si grande qu'elle fût, c'était cette mal-
heureuse APPROBATION DE L'ACADÉMIE, si légèrement accordée, et qui allait devenir pour la pâ-
tisserie mercurielle Ollivier et Cie la poule aux
œufs d'or, oiseau superbe et de rare fécondité,
qui, depuis bientôt un demi-siècle, n'a cessé et ne
cessera de pondre, tant que l'Académie elle-même
ne cessera de dorer ses biscuits.

Toutefois, pour tirer ce brillant parti de l'ap-

thode de M. Ollivier ; car on prépare depuis longtemps des pilules
mercurielles avec le gluten, et on fait prendre le bichlorure de
mercure dans du lait, ce qui est là de la méthode alimentaire.

— M. Pelletier propose de considérer la médication mercurielle de M. Ollivier comme un remède purement empirique.
En chercher la nature, c'est tomber dans le *pot au noir* (rire
général).

La proposition de M. Pelletier est mise aux voix et rejetée.

— M. Louis voudrait avant tout que l'on décidât si les préparations mercurielles ont un grand effet dans la syphilis (rire
général, exclamations de surprise).

— M. Double demande que l'on pose d'abord la question :
si le médicament est nouveau.

Cette question est posée et résolue par la négative. Dès lors
on ne saurait mettre aux voix la question de savoir si le gouvernement doit acheter le secret.

M. Bally propose alors de voter une indemnité pour le perfec-
tionnement et les dépenses de M. Ollivier.

Une indemnité de *six mille francs* est proposée et adoptée par
l'Académie.

La séance est levée à cinq heures.

probation académique, il devenait nécessaire de
lui faire subir quelques modifications. Produite
au grand jour, telle qu'elle était sortie du vote, cette
approbation ne pouvait fournir que de maigres
résultats. Il fallait donc, tout en lui laissant son
prestige de haute provenance officielle, la changer complètement dans ses termes et dans son
esprit.

Ce que l'Académie avait voulu récompenser
dans la personne du docteur Ollivier n'était, nous
venons de le voir, qu'un nouveau mode d'emploi
du mercure, qui lui avait semblé, à tort ou à raison, préférable aux anciens : c'était, en un mot,
ses BISCUITS MERCURIELS. Mais, si bonne que fût
l'invention, inscrire en toutes lettres sur les affiches et dans les réclames *Biscuits mercuriels*,
mauvaise affaire ! Ce diable de mercure inspire à
tous les malades une horreur invincible, contre
laquelle ne saurait prévaloir aucune approbation
académique, vînt-elle du Céleste-Empire. Il fallait
donc commencer par changer la désignation des
susdits biscuits, en substituant au mot *mercuriels*,
qui était le vrai, mais qui repousse, le mot DÉPU-
RATIFS, absolument faux et vide de sens, mais qui
attire et attirera toujours la foule des niais. Ainsi
fut fait.

Une autre difficulté s'offrait encore. L'Académie,

en approuvant des biscuits mercuriels, avait naturellement pensé, sans qu'elle crût nécessaire d'en faire la réserve, la chose allant de soi, que leur emploi serait exclusivement limité aux seuls cas où le mercure peut être utile, c'est-à-dire contre certaines manifestations de la syphilis constitutionnelle. Mais alors, si répandue que soit la syphilis, restreindre la vente aux syphilitiques seuls, mauvaise affaire encore! On n'aurait jamais qu'un nombre insuffisant de mangeurs de biscuits…. Allons, du courage! *Audentes fortuna juvat.* Que le nom de dépuratifs, désormais accolé aux biscuits, ne reste pas un vain mot. Qu'ils deviennent, ces bons biscuits, une panacée universelle!

Et alors parut dans tous les journaux, dans des prospectus tirés à des centaines de mille exemplaires, l'interminable réclame Ollivier, ayant pour titre : MÉDECINE RATIONNELLE!!! Et dans cet audacieux factum, dont nous avons en ce moment sous les yeux un des derniers spécimens, inséré dans le journal *La France* (24 novembre 1878), nous voyons, oui nous voyons, sous le nom fallacieux de *biscuits dépuratifs Ollivier*, et sous le patronage, vingt fois invoqué, de l'ACADÉMIE NATIONALE DE MÉDECINE et même du GOUVERNEMENT, nous voyons proposé *urbi et orbi*, vanté sur tous les tons, et recommandé contre TOUTES LES MALADIES DES DEUX SEXES ET DE L'ENFANCE.... quel remède, grands dieux! le MERCURE. Oui, le mercure; car, ne l'oublions pas, les biscuits Ollivier n'ont leur raison d'être, et n'ont été approuvés et récompensés par l'Académie que pour le mercure qu'ils renferment, et nous ne ferons pas à leurs fabricants l'injure de supposer qu'ils n'y en mettent point ou qu'ils y mettent autre chose. Ils n'ignorent pas d'ailleurs qu'une pareille fraude les priverait du droit, si droit il y a, de se prévaloir des susdites approbations et récompenses académiques.

Donc, d'après la réclame Ollivier et Cⁱᵉ, — nous copions textuellement sa liste, — pour obtenir « *une guérison prompte et radicale* » des maladies contagieuses, parmi lesquelles sont nécessairement sous-entendus la chaudepisse, la balanite, l'herpès, les excoriations, le chancre simple, etc., le MERCURE! des pertes blanches, des glandes engorgées, des pâles couleurs, le MERCURE! des ulcères (de toute nature, cela va sans dire), des inflammations chroniques, des maladies de la peau, des rougeurs du visage, des démangeaisons, des dartres, le MERCURE! des douleurs rhumatismales, des névroses, le MERCURE! des abaissements et déviations

de la matrice, le MERCURE !! de la stérilité, le MER-
CURE !!!

Bien nommée, comme on le voit, la méthode
Ollivier, quand Guibourt l'appelait la *méthode
alimentaire mercurielle !* Et pour que personne
n'y échappe à ce bon mercure, pour que tout le
monde en mange, le prospectus déclare que :
« l'ACADÉMIE NATIONALE DE MÉDECINE a reconnu
qu'il est surtout très utile (mangé sous la forme
de biscuits naturellement) aux *femmes délicates*
et *aux enfants*, même en allaitement, » sans spéci-
fier, bien entendu, leur genre de maladies.
« Qu'ainsi absorbé, le *médicament*, intimement
uni aux matières nutritives azotées, est porté avec
elles dans le torrent de la circulation, et pénètre
ainsi sans difficulté et sans secousse (quelle
chance !) jusqu'aux extrémités les plus éloignées
des fibres organiques. »

Ouf !... le cœur nous manque pour pousser plus
loin cette mercuriale. Nous n'avions d'ailleurs, en
l'écrivant, d'autre but que de faire savoir au public
que les biscuits faussement nommés biscuits dépuratifs ou simplement biscuits Ollivier, et que l'on
peut se procurer, dit une affiche, « dans toutes
les bonnes pharmacies du MONDE ENTIER », sont
fabriqués avec du bichlorure de mercure ou

sublimé corrosif, et que, sauf pour quelques cas spéciaux de syphilis généralisée, leur emploi ne peut être que nuisible. Quant à l'Académie de médecine, nous n'avons point à la défendre contre elle-même. Libre à elle de favoriser des abus qu'elle a pour mission de détruire ; libre à elle de se faire le porte-voix de ces réclames insensées ; libre à elle enfin, si tel est son plaisir, de continuer à voir son nom respecté servir jour et nuit d'enseigne à nos édifices vespasiens ! A chacun son goût.

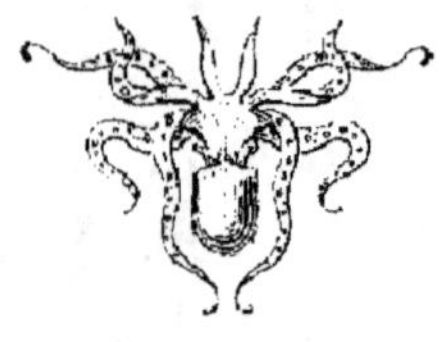

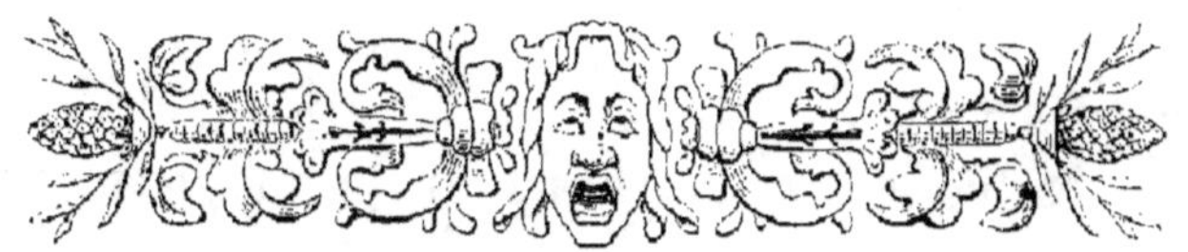

DEUXIÈME LETTRE

PRATIQUES DU CHARLATANISME DANS LE TRAITEMENT
DE LA BLENNORRHAGIE ET DE SES SUITES.

S'il est un art difficile, exigeant, pour qui veut
l'acquérir, une longue préparation et une pratique
plus longue encore, c'est assurément la médecine.
Huit ou dix années de grec et de latin, d'huma-
nités et d'études spéciales, deux baccalauréats, six
ou huit autres années de stage dans les hôpitaux,
de séjour dans les bibliothèques, dans les amphi-
théâtres, les laboratoires, autour des tables de
dissection, huit examens, une thèse à soutenir, et
enfin, le titre de docteur obtenu, la lutte pour se
faire place, la lutte pour la vie, comme dirait
Darwin, au milieu de rivaux plus anciens, peu
disposés à céder l'espace, voilà ce qu'il faut pour
devenir médecin ! Et je ne parle ici que du commun
des martyrs. Je ne parle pas de cette phalange

d'élite, hommes du labeur et des hautes visées, athlètes des concours, qui usent leur jeunesse et la meilleure part de leur âge viril dans la longue et rude escalade des titres officiels, où quelques-uns seulement, le très petit nombre, trouveront enfin la récompense du sacrifice.

Et dire qu'après tant de peines et de travaux, après tant d'efforts, d'argent dépensé, le plus ignare des charlatans, officier de santé, docteur d'Iéna, de Philadelphie ou autres lieux, — qu'il n'a connus le plus souvent que par l'envoi d'une lettre chargée, suivie de la réception d'un diplôme enluminé, — pourra venir, en un jour, vous supplanter dans la faveur et même, oserai-je le dire? dans l'estime du public! J'entends dans l'estime de cette masse du public, qui ne se compose pas seulement, comme on pourrait le croire, des imbéciles et des ignorants, mais qui compte dans ses rangs une foule de gens instruits et du meilleur monde, — j'en ai connu beaucoup, — pour qui la valeur d'un médecin n'a d'autre mesure que les bruits de grosse caisse et de cymbales dont il sait entourer son nom. Poursuivons cependant.

Observation I. — Au mois de mai 1878, M. le comte X*** contractait une blennorrhagie pour laquelle il eut d'abord recours à son médecin ordinaire, homme in-

struit et parfaitement au courant de la spécialité, comme
le sont aujourd'hui la plupart des médecins d'une généra-
tion qui a su, nous pouvons le dire, élever cette branche
importante de la médecine à la hauteur d'une science
exacte. — Sirop de bourgeons de sapin étendu d'eau pour
boisson, injections avec une légère solution de sulfate de zinc
additionnée de quelques gouttes de laudanum, suspensoir,
régime doux, repos et sagesse, furent les premiers remèdes
indiqués, remèdes excellents, les seuls applicables, sauf
le traitement abortif dont nous parlerons plus loin, à
cette première phase de la chaudepisse.

Tout allait bien au bout de quelques jours : l'écoulement
ainsi que la douleur avaient presque entièrement disparu.
Mais il restait encore un léger suintement pour lequel le
médecin de M. X*** attendait le moment propice à l'emploi
des spécifiques, copahu et cubèbe, qui eussent très probablement amené la guérison.

Malheureusement l'annonce d'un *Nouveau traitement
sans injections* tomba sous les yeux de M. X***, qui, im-
patienté de la persistance de son suintement, prit le parti
d'aller consulter l'inventeur du susdit traitement, jeune
médecin, muni de nombreux diplômes et d'une intarissable
faconde. Celui-ci, après une longue dissertation sur les
causes occultes de la blennorhagie, dont il avait, disait-il,
découvert la nature et les agents mystérieux, inconnus encore du *vulgum pecus* des médecins, hommes ignares, en-
nemis du progrès, encrassés dans la routine, etc., etc., ou-
vrit une armoire, et, sans même avoir examiné l'organe ni
questionné le malade, détails inutiles pour un praticien de
sa trempe, remit à M. X***, émerveillé de tant de savoir
et d'une aussi précoce intuition des choses cachées, un
flacon rempli d'un liquide jaunâtre, dit *Elixir radical*,
avec recommandation d'en prendre matin et soir deux cuil-
lerées à bouche dans un verre d'eau sucrée. Coût 20 francs,
y compris la dissertation sur les mystères de la chaude-

pisse, qui en valait bien quarante, mais que l'on donnait
par-dessus le marché.

Au bout de trois jours, le flacon était épuisé et l'écoulement revenu, ce qui ne faisait pas l'affaire de M. X***, qui
conservait néanmoins confiance et espoir. Nouvelle visite,
nouveau discours et nouveau flacon à 20 francs. Trois
jours après, même état. Troisième visite, troisième discours et troisième flacon, mais avec addition, cette fois,
d'une boîte de pilules ; le tout 30 francs. De plus, un in-
terrogatoire sur le traitement suivi au début, qui seul
pouvait être la cause d'un pareil échec, pour la première
fois infligé à l'Elixir radical. L'injection au sulfate de zinc
avait fait tout le mal, et l'on ne cachait pas à M. X*** que
plusieurs autres flacons et autant de boîtes de pilules seraient peut-être encore nécessaires pour en conjurer la
mauvaise influence.

M. X*** eût peut-être persisté dans son aveugle confiance,
si des symptômes graves de cystite du col (besoins incessants d'uriner, douleurs vives dans le bas-ventre, ténesme
vésical, écoulement de sang après chaque miction., etc),
ne lui eussent enfin ouvert les yeux. C'est alors que,
n'osant pas rappeler son premier médecin, il vint me
trouver et me raconta ce qui précède. — Tisane de bourgeons de sapin, pilules de camphre et de térébenthine,
bromure de potassium, lavements laudanisés, diète sévère
et repos absolu ne furent pas de trop pour faire disparaître
ces accidents, à la grande satisfaction de M. X***, « jurant,
mais un peu tard, qu'on ne l'y prendrait plus ». Quant à
l'écoulement, quelques injections au sous-nitrate de bis-
muth ne tardèrent pas à en amener la cessation complète
et définitive.

*Traitement de la blennorrhagie sans injec-
tions!* Et pourquoi cela ? Pourquoi priver vos ma-

lades du meilleur moyen de traitement que vous puissiez leur prescrire, le seul vraiment efficace, le seul qui permette de porter directement le remède sur le mal?...

Par suite d'un travers d'esprit très général, que l'on observe dans toutes les classes de la société, il est d'usage, lorsqu'une maladie s'aggrave ou se complique, d'attribuer invariablement aux remèdes l'effet du mal. Ainsi, une chaudepisse passe à l'état chronique et amène un rétrécissement... Au lieu de considérer ce dernier comme un résultat de la maladie, on préfère accuser les remèdes employés pour la guérir, seraient-ce des injections d'eau de guimauve ou de graine de lin ! De là ce préjugé absurde, répandu dans le monde, que les injections produisent des rétrécissements. Qu'un liquide caustique, un acide concentré, une solution trop forte d'azotate d'argent, de chlorure de zinc, etc., injectés dans l'urèthre, puissent, en désorganisant la muqueuse, amener un rétrécissement cicatriciel, rien de plus vrai ; mais quel est le médecin capable de commettre une pareille imprudence? Le mot injection, employé tout seul, ne signifie qu'une chose : pousser dans l'urèthre, au moyen d'une seringue, un liquide quelconque. Tout dépendra donc, non de l'injection elle-même, mais de la nature et de la composition du liquide injecté. Accuseriez-vous une injection d'eau pure d'avoir produit un rétrécissement? Évidemment non. Eh bien! aucune des injections faiblement astringentes que les médecins prescrivent journellement contre la blennorrhagie, n'est plus dangereuse que de l'eau pure. Pour produire un rétrécissement, il faut, comme nous allons le voir dans l'observation suivante, une cautérisation violente, profonde, capable de désorganiser l'urèthre. Or, je le demande, est-ce là ce que pourraient faire, même à la longue, quelques centigrammes de sulfate de zinc, d'azotate d'argent, de pierre divine, de tannin, de cachou, dissous dans 125 grammes d'eau distillée, comme on les prescrit généralement? L'ignorance et la mauvaise foi ont pu seules soutenir une semblable accusation, contre laquelle proteste l'expérience de chaque jour. La vérité est que ces injections, loin d'engendrer des rétrécissements, sont au contraire le meilleur moyen de les prévenir, puisque, sagement employées, elles constituent le remède le plus efficace et le plus prompt de la blennorrhagie uréthrale, dont la trop longue durée est la seule et véritable cause de cette redoutable complication. Supprimer la cause, c'est supprimer l'effet.

Mais le préjugé existe, se maintient et se maintiendra longtemps encore, je le crains; car il a la vie dure, comme toute croyance absurde : *credo quia absurdum*. Les charlatans le savent et en profitent, certains qu'ils sont, en le prenant pour enseigne, de décupler le nombre de leurs clients. Heureux encore quand ceux-ci n'en sortent pas victimes de l'accident qu'ils redoutaient, et dont la crainte, mauvaise conseillère, les avait attirés chez eux.

OBSERVATION II. — Un jeune homme de vingt et un ans, ouvrier typographe, ayant contracté une blennorrhagie, en novembre 1878, alla trouver un de ces *pharmaciâtres*, qui cultivent simultanément, dans leur boutique doublée d'un cabinet dit médical, le pilon et la lancette, les simples des champs et ceux de la ville, ces derniers surtout. Un compère le lui avait recommandé comme pouvant le guérir radicalement en *trois jours et sans injections*. Celles-ci devaient être, en effet, remplacées par l'introduction dans l'urèthre, à une profondeur de deux ou trois centimètres, d'un crayon d'azotate d'argent (pierre infernale), de manière à cautériser fortement la fosse naviculaire. — Douleur excessive, gonflement énorme du méat et du gland, écoulement abondant de matière purulente, striée de sang, tels furent les premiers effets de cette opération.

Le malade, qui eût pâli devant une injection d'eau rougie, supporta le tout courageusement, comptant sur la guérison promise, sinon sans douleur, du moins sans accidents consécutifs. Le surlendemain l'écoulement avait, en effet, disparu ; il ne restait plus qu'un léger suintement muqueux qui devait, lui disait-on, disparaître à son tour dans le délai fixé. Coût 10 francs, avec l'inévitable flacon de sirop dépuratif.

Les jours suivants, le suintement, loin de disparaître, avait augmenté. Le malade, urinant de plus en plus difficilement, voyait avec effroi son jet d'urine s'amincir de jour en jour, jusqu'au moment où il n'urina plus que par gouttes. C'est alors qu'il vint nous consulter.

Le gland avait doublé de volume; on sentait sous le doigt, au niveau de la fosse naviculaire, le canal de l'urèthre épaissi, dur, tendu, comme si un corps étranger en remplissait la cavité. Je ne parvins que très difficilement à y introduire une bougie olivaire n° 10 de la filière Charrière. Sachant quelle résistance, parfois invincible, opposent à la dilatation les rétrécissements cicatriciels de cette partie de l'urèthre, je ne cachai pas au malade qu'il faudrait peut-être en venir à l'uréthrotomie. Toutefois, comme la cicatrice n'était encore qu'en voie de formation, je n'avais pas perdu tout espoir de la distendre suffisamment, ce qui heureusement se réalisa.

Après une longue suite de dilatations, faites chaque jour avec des bougies cylindriques de plus en plus grosses, je pus enfin parvenir à faire entrer le n° 22, qui aujourd'hui passe facilement. L'écoulement a lui-même disparu, et le malade, complètement guéri, urine aussi bien qu'auparavant.

Je pourrais joindre à cette observation plusieurs faits du même genre, observés sur des étudiants en médecine qui, de leur propre mouvement, avaient pratiqué sur eux-mêmes cette opération, cédant trop facilement à la tentation d'utiliser, pour leur compte, le crayon caustique qu'ils ont toujours à leur disposition. — N'oubliez donc jamais que la cautérisation de l'urèthre avec

l'azotate d'argent solide, est une pratique dangereuse, surtout dans la fosse naviculaire, où la
muqueuse, plus épaisse et plus ferme, a plus
de tendance à s'indurer que partout ailleurs. Ce
n'est pas que nous condamnions le traitement
abortif de la blennorrhagie. Pratiqué suivant les
règles de l'art, avec des solutions suffisamment
étendues d'azotate d'argent, ce traitement peut,
en quelques jours, et sans exposer le malade à aucun danger, amener la guérison complète de l'u-
réthrite. Mais il faut pour cela choisir le moment,
et graduer la force des injections de manière à ne
produire qu'une cautérisation légère de la couche
superficielle de la muqueuse, dont la reproduction
s'opère alors sans former de cicatrice et, par suite,
sans rétrécissement possible.

De la crainte des rétrécissements, qui tourmente la plupart des malades affectés de blennorrhagie, à la croyance qu'ils en sont atteints, quand
leur maladie se prolonge, il n'y a qu'un pas, d'autant plus facile à franchir que la véritable cause de
cet accident est précisément la trop longue durée
de l'inflammation blennorrhagique. De là, une variété de cette aberration d'esprit que nous avons
le premier décrite et désignée sous le nom d'*hypo-
chondrie uréthrale*, affection des plus communes,

qui, chaque jour, livre une foule de malades à la cupidité des charlatans. L'observation suivante donnera une idée de la manière dont se pratique ce genre d'exploitation, que l'on pourrait appeler, avec Robert Houdin, le *truc de la bougie*.

OBSERVATION III. — Un jour du mois de mai 1874, entrait précipitamment dans mon cabinet M. X..., avocat distingué du barreau de Paris, que je connaissais de nom et de vue.

— Docteur, me dit-il d'une voix émue, je suis un homme perdu. J'ai un rétrécissement de l'urèthre !

— Il vous reste au moins l'espérance, puisque vous voici chez un médecin.

— Oh ! bien petite, docteur, bien petite. J'ai entendu dire qu'on ne guérissait jamais d'un rétrécissement. Mettez-vous à ma place : un homme occupé comme je le suis, emprisonné des heures entières dans des salles d'audience, d'où il est impossible de sortir pour satisfaire à des besoins incessants d'uriner comme ceux que j'éprouve depuis trois jours, et qui ne me laissent ni repos, ni liberté d'esprit....

— Depuis trois jours seulement ?

— Oui, docteur, depuis trois jours. Jusque-là je n'avais jamais rien éprouvé de semblable. Je n'ai eu, pour tout accident de jeunesse, qu'une blennorrhagie qui a duré deux ou trois mois, et il y a de cela une quinzaine d'années. Mais il paraît qu'il n'en fallait pas davantage pour me mettre dans le triste état où vous me voyez aujourd'hui.

— Ainsi vous êtes bien sûr de n'avoir jamais éprouvé, avant ces trois derniers jours, aucun trouble dans votre manière d'uriner ?

— Bien sûr, docteur, ou du moins je ne m'en suis jamais aperçu.

— Aviez-vous conservé de votre ancienne blennorrhagie quelque suintement, une goutte revenant de temps en temps à la suite d'une fatigue physique, d'un excès de table ou de tout autre genre?

— Absolument rien; ni suintement ni goutte, ni aucune sensation pouvant me faire croire à un retour de cette maladie.

— Êtes-vous sujet à des douleurs rhumatismales?

— Oui, docteur. Là est précisément le côté faible de ma santé, qui, sous tous les autres rapports, est excellente.

— Eh bien! Monsieur, rassurez-vous; vous n'avez pas de rétrécissement. Vous avez simplement ce que nous appelons une cystite du col, très probablement de nature rhumatismale.

— Docteur, je vous en prie, veuillez me sonder.

— C'est inutile. Je vous répète que vous n'avez pas de rétrécissement. Le passage d'une sonde ou d'une bougie serait d'ailleurs très douloureux en ce moment. Attendons que l'irritation du col vésical soit calmée, ce qui ne tardera pas.

— Docteur, encore une fois je vous en prie, veuillez me sonder. J'ai besoin d'avoir la preuve de ce que vous me dites. Si vive que soit la douleur que vous me ferez subir, elle n'égalera jamais le tourment moral qui m'obsède.

Voyant que j'avais affaire à un disciple de saint Thomas, je pris alors une bougie molle d'assez fort calibre (n° 20), et, après l'avoir bien graissée, je l'introduisis lentement, le malade étant debout, dans la profondeur de l'urèthre. A ma grande satisfaction, car je m'attendais à une certaine résistance musculaire de la part du col vésical, l'instrument pénétra très facilement et sans trop de douleur jusque dans la vessie, d'où je le retirai immédiatement.

7

— Oh ! docteur, vous me rendez à la vie, reprit aussitôt le malade, transporté de joie. C'est donc bien vrai, je n'ai pas de rétrécissement ! Pardonnez-moi mon incrédulité de tout à l'heure. Je pensais que vous me disiez cela pour me consoler d'abord et m'habituer ensuite à supporter plus philosophiquement mon infirmité.

— Monsieur, lui répliquai-je alors, j'ai l'honneur de vous connaître. Permettez-moi donc de vous demander qui avait pu, pardon de l'expression, vous clouer si fort pareille idée dans la tête, à vous homme de haute intelligence et d'un esprit si bien cultivé.

— Si je ne savais, docteur, que, mieux que tout autre, vous connaissez la faiblesse d'esprit des malades, je pourrais prendre votre compliment pour une épigramme ; car voici ce qui m'est arrivé. Tourmenté comme je l'étais par la crainte d'un rétrécissement, je m'étais empressé de lire un *Traité de médecine spéciale à l'usage des financiers*, qu'un de mes amis m'avait prêté. Ayant cru y reconnaître une description assez exacte des symptômes que j'éprouvais, l'idée me vint aussitôt d'aller en consulter l'auteur. Hier donc, à pareille heure, j'entrais dans son cabinet, fort ému, comme vous pouvez le croire. Aux premiers mots sortis de ma bouche, il répondit sans hésiter que j'avais un rétrécissement. Puis, prenant une sonde, beaucoup plus mince que celle que vous venez de m'introduire, il la poussa dans mon urèthre avec toutes sortes de précautions. Arrivé vers le milieu du canal, il s'arrêta court, prétendant qu'il ne pourrait aller plus loin sans forcer le rétrécissement, qui était là, me dit-il, au bout de sa sonde, dont la pointe très aiguë me piquait tellement que je le priai de la retirer au plus vite.

Me voyant pâlir à cette révélation, que je croyais sincère, l'aimable frater me prit alors affectueusement les deux mains, me disant que je n'avais rien à craindre ; qu'il venait de reconnaître que ce rétrécissement, bien que très étroit, n'en était pas moins très dilatable, et qu'une dizaine de séances lui suffiraient pour rendre à mon uréthre son calibre normal. — Cela ne vous coûtera que cinq cents francs, ajouta-t-il négligemment, dont trois cents payés en commençant, et le reste après la guérison. Nous pouvons commencer demain. Pour aujourd'hui c'est quarante francs.

Étourdi, ahuri, n'y voyant plus, je jetai deux louis sur la table, et me retirai en proie au plus grand chagrin que j'aie éprouvé de ma vie. Mais la nuit, dit-on, porte conseil. Ce matin, bien que n'ayant pas dormi, le soupçon me vint, en réfléchissant aux dernières circonstances de la veille, que je pourrais bien être tombé entre les mains d'un fripon. Et ma bonne étoile, docteur, faisant le reste, m'a tiré de cet infâme guêpier, où peu s'en est fallu que j'allasse enfouir à la fois mon temps, mon argent, mon repos, ma joie et ma santé.

Quelques jours après, M. X..., complètement guéri, reprenait le cours de ses occupations.

De pareils faits n'ont pas besoin de commentaires. Ils n'auraient besoin que d'une bonne loi qui en permît l'exportation chez les Canaques. En attendant, puisse cet exemple préserver du *truc de la bougie* les individus si nombreux que tourmente sans cesse la crainte d'un rétrécissement, présent ou à venir.

Parmi les complications de la blennorrhagie, largement tributaires du charlatanisme, nous trouvons encore la *prostatorrhée* et l'impuissance sympathique ou par cause morale qui en est fré-

quemment la suite. Trop souvent, en effet, malades et médecins confondent la prostatorrhée ou
écoulement prostatique, symptôme ordinairement
peu dangereux, avec la spermatorrhée. Il peut
arriver alors que le malade, se croyant menacé
dans ses forces viriles, et perdant ainsi la confiance nécessaire à leur libre exercice, devienne
impuissant uniquement parce qu'il craint de
l'être.

Cette anaphrodisie par cause morale peut se
produire également chez des individus jouissant
de toute la plénitude de leur santé. Il est peu
d'hommes qui ne sachent, pour l'avoir éprouvé
au moins une fois dans leur vie, qu'un excès de
timidité, la crainte d'un insuccès, une émotion
trop vive en présence d'une femme longtemps
désirée, suffisent pour paralyser instantanément
l'organe même qui devait en assurer la possession.
Le plus souvent, cet état particulier d'impuissance
n'est que passager et accidentel ; mais il est des
individus nerveux, impressionnables, chez lesquels il se reproduit avec une désespérante persistance.

On comprend que de tels malades deviennent
facilement la proie des charlatans. Ils vont de l'un
à l'autre, épuisant en drogues inutiles leur bourse
et leur santé, alors que bien souvent il suffirait de

quelques bonnes paroles pour leur rendre ce qu'ils ont perdu et qui seul leur manque pour guérir aussitôt : la confiance en leurs propres forces. Et encore si les charlatans se contentaient de les droguer ! Mais il en est qui, pour en obtenir une plus forte rémunération, leur font subir des opérations dangereuses, notamment la cautérisation du col de la vessie, dont les suites prochaines (hémorrhagies, rétentions d'urine, abcès prostatiques, fièvres d'accès, etc.), peuvent devenir mortelles. Certains charlatans ont même poussé l'amour de l'art jusqu'à pratiquer pour des cas de ce genre la section du prépuce. En voici une observation fort curieuse que nous tenons du docteur A. Cullerier, qui se plaisait à la raconter.

OBSERVATION IV. — M. X..., banquier à Paris, se croyant affaibli et menacé d'impuissance, allait un jour consulter un charlatan en renom, à qui il avait été chaudement recommandé par un de ses amis. Après les questions d'usage, le charlatan, sous le prétexte d'examiner plus aisément l'état de ses organes, le fait coucher à plat dos sur un divan recouvert d'une toile cirée... Tout à coup, M. X... pousse un cri terrible, et se dresse d'un bond sur son séant! Son charlatan était devant lui, la main droite armée d'une paire de ciseaux, avec lesquels il venait de lui fendre le prépuce, depuis son orifice jusqu'à la base du gland. — Pardonnez-moi, lui dit-il en souriant, cette surprise toute chirurgicale ; j'ai voulu vous épargner la pénible attente d'un sacrifice

nécessaire, bien plus cruelle que l'opération elle-même. —
Pâle et muet de stupeur, M. X... ne répondit que par un
long soupir, et se laissa retomber sur le divan. Le panse-
ment terminé, mais ne sachant encore s'il devait se féliciter ou se plaindre de cette opération forcée, M. X... se
fit aussitôt reconduire chez lui, où il s'empressa de faire
appeler son médecin ordinaire pour en surveiller les suites.

Deux mois plus tard, expérience faite du peu de succès
de l'opération, M. X... recevait de son charlatan, sur papier
glacé et parfumé, une petite note de *trois mille francs* pour
honoraires. Son premier mouvement fut de refuser net. Trois
mille francs pour lui avoir affreusement mutilé la verge,
sans améliorer sa position devant les dames! Tout riche
banquier qu'il était, M. X..., comme on dit vulgairement,
« la trouvait mauvaise ». — Deux jours après cependant,
nouvelle note sur papier timbré !...

Devant la menace d'un tel procès, tout chargé de scandale, de honte et de ridicule, le plus sage était de s'exé-
cuter poliment. Et le galant M. X..., après avoir crié pour
son prépuce, dut cette fois encore se résigner à *chanter*
pour lui de ses trois mille francs !

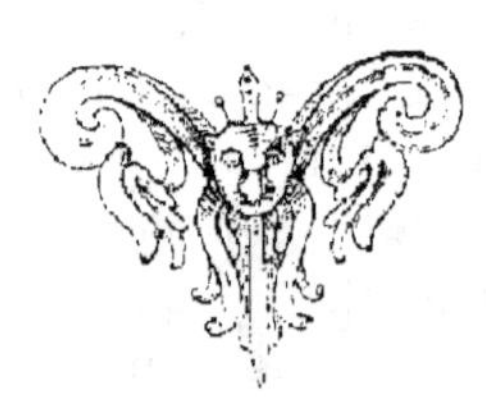

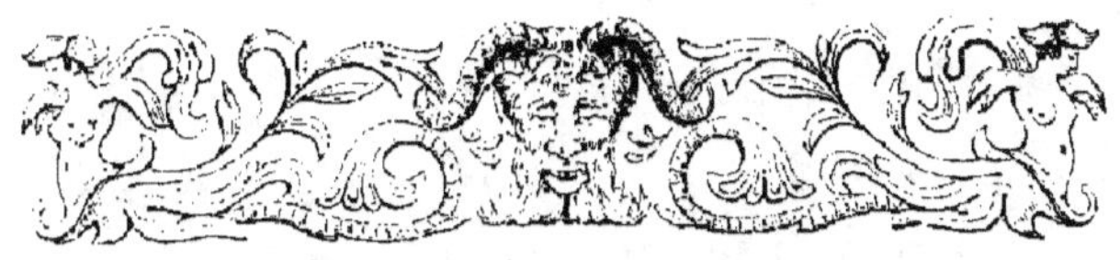

TROISIÈME LETTRE

Nous avons vu, dans la première partie de ce livre, qu'il existe deux espèces ou variétés de chancres : le chancre simple, maladie locale qui jamais n'est suivie d'accidents généraux, et le chancre infectant ou syphilitique, premier symptôme de la vérole ou syphilis constitutionnelle. Cette distinction, d'une importance capitale au point de vue du traitement, les charlatans l'ignorent, et ils ont besoin de l'ignorer. Pour eux, tous les chancres sont infectants et doivent être traités comme tels. Le chancre simple n'exigeant le plus souvent qu'un traitement local, soit la cautérisation, qui peut le détruire instantanément, soit l'application de quelques liquides astringents ou antiseptiques (vin aromatique, solutions d'alun, d'azotate d'argent, d'iode, de tartrate de fer, etc.), ne pourrait être, en effet, que d'un maigre rapport pour la consultation gratuite. Il faut donc, aux yeux du malade, l'élever à la dignité de chancre infectant; le lui montrer comme devant être fatalement suivi, si l'on n'y prend garde, des plus redoutables accidents de la vérole. Et le pauvre malade, justement effrayé de ce noir pronostic, payera avec reconnaissance et sans compter boîtes et flacons dépuratifs, où miroite pour lui l'espoir d'y échapper. On ne manquera pas d'ajouter, en le congédiant, qu'il faut de longs mois pour conjurer les effets pernicieux de la syphilis, pour neutraliser le virus dont il est tout imprégné, et qu'il s'exposerait, par conséquent, aux plus grands dangers, s'il négligeait un seul jour, ses remèdes épuisés, de revenir à la caisse renouveler sa provision. Et ce qui est plus triste encore, c'est que les susdits médicaments, absolument inutiles, sont le plus souvent des composés de mercure à haute dose, pouvant retarder la guérison du chancre, le compliquer de phagédénisme, sans compter les effets certains de l'intoxication mercurielle sur les gencives et ailleurs. J'en ai vu, pour ma part, de très nombreux exemples, dont le suivant, déjà signalé dans mon *Traité des maladies vénériennes* (page 576), m'avait particulièrement frappé par sa gravité et par son caractère original.

OBSERVATION I. — En février 1862, un riche commerçant de Paris, M. X..., se trouvait à Alger, où il était allé, invité par un de ses amis, pour y passer le carnaval.

M. X.. était époux et négociant. Mais comment, sous le soleil africain, résister aux regards enflammés de la jeune Mauresque vous offrant pour toute une nuit le ciel du Prophète ? Tout fut donc oublié... Et le lendemain matin, M. X... quittait le séjour des houris, emportant le germe d'un chancre, qui, deux jours après (c'était un chancre simple), commençait à creuser son nid sur le bord de son prépuce.

En ce temps-là florissait à Alger un médecin juif, charlatan renommé pour son habileté dans l'art de guérir les maladies vénériennes. M. X... alla le consulter, et en sortit avec le flacon cosmopolite de sirop dépuratif, des pilules mercurielles et une pommade napolitaine qu'il devait appliquer sur son chancre. Telles étaient la dose et l'activité du composé mercuriel contenu dans les pilules, qu'en moins de vingt-quatre heures, M. X... était pris d'une salivation visqueuse et fétide, qui l'engagea à retourner au plus tôt chez son guérisseur. — Parfait, parfait ! lui dit celui-ci ; je vois avec plaisir la promptitude avec laquelle le remède opère chez vous ; car cette salivation n'a pour but que d'expulser le virus (prononcez virous). Loin donc de vous en plaindre et de chercher à l'arrêter, il faut, au contraire, vous en féliciter et l'entretenir avec soin. Continuez.

Les jours suivants, la stomatite avait fait d'effrayants progrès. Les gencives, surtout celle de la mâchoire inférieure, s'étaient gonflées, ramollies ; leur bord libre, totalement ulcéré, formait d'un bout à l'autre des arcades dentaires comme un feston grisâtre et sanieux ; plusieurs dents étaient ébranlées ; des flots de salive s'échappaient incessamment de la bouche. Justement alarmé, M. X... prit le parti de revenir immédiatement à Paris, où il descendit, pour mieux se cacher, dans un petit hôtel du quartier la-

7.

lin, ne pouvant dans ce triste état, et avec son chancre qui grandissait à vue d'œil, rentrer dans sa famille. C'est là qu'il me fit appeler et me raconta ce qu'on vient de lire.

Le mal était encore plus grand que ne le croyait M. X... Une rangée de six dents, comprenant les deux incisives, la canine, les deux petites et la première grosse molaires du côté droit de la mâchoire inférieure, ne tenait plus. La nécrose, coupant net les alvéoles au niveau de leur fond, les avait totalement séparées du reste de l'os. Si bien que je pus immédiatement, et sans autres instruments que mes doigts et une paire de ciseaux pour détacher quelques lambeaux de parties molles encore adhérents, enlever d'un seul coup et d'une seule pièce ces six alvéoles avec leurs dents, restées blanches et saines. Les suites de cette opération furent des plus heureuses. Sous l'influence du chlorate de potasse à haute dose, en gargarisme et à l'intérieur, du citrate de fer, du quinquina et d'un régime fortifiant, la stomatite disparut en quelques jours. Quant au chancre, une seule cautérisation avec l'acide azotique monohydraté en fit également prompte justice.

M. X... pouvait enfin songer à rentrer chez lui. Il adressa sous pli à son ami d'Alger, avec prière de la renvoyer à Paris, une lettre dans laquelle il annonçait à sa femme son heureux retour. En attendant, il avait chargé un habile dentiste de lui refaire en caoutchouc durci ses alvéoles détruites et d'y replacer ses propres dents, qu'il tenait à conserver, disait-il, moins pour elles-mêmes qu'en expiation et comme souvenir mordant de son carnaval à Alger.

Un fait heureux et des plus intéressants au point de vue de l'hygiène publique est la disparition presque complète du chancre simple depuis la dernière guerre de 1870-1871. A Paris du moins, et dans les principales villes de France, tous les médecins ont pu constater, quelques-uns même ont signalé dans leurs écrits cette étrange pénurie du chancre simple, devenu, depuis cette époque, aussi rare qu'il était commun sous le Bas-Empire ; ce qui tient selon nous, aux trois causes suivantes : 1° pendant la guerre, occasions moins fréquentes de le prendre ou de le transmettre ; 2° après la guerre, crise commerciale, travail en souffrance et, par suite, manque de l'argent de poche nécessaire pour se le procurer ; 3° amélioration de notre police sanitaire, beaucoup plus vigilante aujourd'hui, rendons-lui cette justice, que sous le régime impérial, l'âge d'or des prostituées.

Mais si tous les médecins ont pu constater à leurs dépens cette heureuse diminution dans la fréquence du chancre simple, il n'en a pas été de même pour les charlatans. Quelques chancres de moins ne pouvaient être, en effet, d'aucun préjudice pour des gens qui en trouvent partout et savent en inventer au besoin. Car pour eux tout est chancre ou le devient : l'herpès le plus bénin, une écorchure, une éraillure, les aphthes, voire même les fistules dentaires, sont toujours des chancres, simples ou infectants, peu leur importe, puisqu'ils

sont tous égaux devant le dépuratif. Rien de plus
commun dans les officines du charlatanisme que
ce genre d'exploitation, que l'on pourrait nommer
la *chancriculture* ou l'art de cultiver le chancre.
Un jour se passe rarement sans nous en offrir
quelque exemple. Les deux suivants suffiront pour
en faire connaître les procédés.

OBSERVATION II. — M. X..., employé dans une maison de
banque, vint l'année dernière (août 1878) me consulter
pour un petit groupe d'herpès, composé de cinq ou six
vésicules très rapprochées, siégeant sur le côté gauche de
la face externe du prépuce. Aucun doute n'était possible
sur le diagnostic, c'était bien là l'*herpes præputialis* dans
toute son évidence et sa simplicité. Après avoir rassuré
mon malade, qui paraissait fort inquiet, je lui prescrivis
pour tout traitement quelques bains locaux dans un demi-
verre d'eau blanche, suivis d'une application de poudre d'a-
midon, lui promettant qu'il serait guéri dans cinq à six
jours.

Mais ce traitement si simple ne suffisait pas pour cal-
mer l'inquiétude de M. X..., qui, malgré mes paroles, n'en
resta pas moins convaincu qu'il avait un chancre et la
vérole en perspective. Beaucoup de malades sont ainsi
faits. Il alla donc le lendemain chez un charlatan, qui naturellement confirma ses craintes et, pour preuve, cauté-
risa fortement son groupe d'herpès. Coût 20 francs, y
compris un flacon d'eau souveraine pour pansements, une
bouteille d'élixir et des pilules antisyphilitiques. Recommandation pressante au malade de revenir le surlendemain,
et ainsi de suite tous les deux ou trois jours, pour surveiller le chancre et renouveler au besoin les cautérisations.

Vingt jours plus tard, M. X..., que j'avais complétement oublié, revenait me trouver, et, après m'avoir, honteux et confus, raconté ce qui précède, me montrait sur son prépuce, à la place qu'occupait son groupe primitif d'herpès, une plaie suppurante, large et profonde, qui, l'avant-veille encore, avait été, me dit-il, cautérisée pour la sixième fois ! Il avait de plus un commencement de stomatite mercurielle produite par les pilules ou par l'élixir dont il avait fait une large consommation. Le tout lui avait coûté 130 francs. Bon métier, on le voit, la chancriculture appliquée au traitement de l'herpès.

Des pansements réguliers avec une légère solution d'alun et des gargarismes au chlorate de potasse amenèrent en quelques jours la guérison de la plaie et de la stomatite. Mais il est resté à M. X... une cicatrice indélébile qui, espérons-le, l'aura guéri pour l'avenir du désir de livrer son prépuce à de nouveaux essais de chancriculture.

La cautérisation destructive est, avons-nous dit, le meilleur traitement du chancre simple, non-seulement à son début, mais encore à toute époque de sa durée. Mais avant de pratiquer cette opération, supposé que rien ne s'y oppose, la première condition à remplir est d'être absolument fixé sur le diagnostic. L'observation qui précède ne nous montre, en effet, que trop clairement les inconvénients de ce genre de traitement dirigé contre l'herpès, puisque, tout en imposant au malade une souffrance inutile, il ne peut avoir d'autre résultat que d'accroître l'étendue et la durée de son éruption. Puisse donc cette observation servir d'exemple aux individus si nombreux à qui l'herpès vient de temps à autre rendre visite, ne serait-ce que pour les engager à ne point confier au premier venu le traitement de cette légère affection, qui, comme tant d'autres maladies, ne demande qu'à se guérir d'elle-même, et y réussit d'autant mieux et plus vite qu'on lui oppose moins de remèdes !

OBSERVATION III. — Un matin, à son lever, M. X..., artiste peintre, sent une légère douleur en un point de sa gencive supérieure, au niveau de la canine droite. Il touche, il regarde, et aperçoit un petit abcès tout blanc, sur le point de crever. Grand émoi, trouble extrême ; car M. X... est un raffiné, un Romain de la décadence pour qui la volupté n'a plus de secret... Point de doute, c'est un chancre !... Il court d'abord chez son médecin ; mais ne l'ayant point trouvé, et ne voulant pas perdre une minute, il se dirige en toute hâte vers l'hôpital du Midi. Trop tard ! La consultation venait de finir.

Autour de ce sombre hôpital, tantôt se promenant sur la place, tantôt postés à l'angle des rues, comme des chasseurs à l'affût, se trouvent toujours, le matin, à l'heure des visites, plusieurs individus faisant le métier de courtiers allumeurs pour le compte des principaux charlatans de Paris. Un de ces individus accoste M. X..., s'intéresse à sa peine, et, après l'avoir félicité d'être arrivé trop tard, les consultations du Midi étant, lui disait-il, très mal faites, l'engage vivement à venir dans une pharmacie spéciale où il trouvera, gratuitement aussi, de meilleurs conseils et des médicaments à prix réduits. M. X... obéit.

— Oh ! Monsieur, le beau chancre ! Et quelle chance pour

vous d'être venu à temps, pour que je puisse encore le cautériser, lui dit aussitôt le maître droguiste. — Allons, la
chose est faite, mais ce n'est pas tout. Reste maintenant
à expulser le virus, ce qui sera l'affaire de quelques semaines d'un bon traitement dépuratif, facile à suivre et
même agréable pour ceux qui aiment le sucre. Six flacons de mon sirop septifuge, autant de boîtes de pastilles
célestes, et tout sera dit. Pour le moment prenez toujours
pour 20 francs, l'opération comprise, ce flacon et cette
boîte ; on portera le reste chez vous.

M. X..., qui déjà avait conçu le projet de venir me consulter dans la journée, paye 20 francs et sort sans laisser
son adresse. A quatre heures il était chez moi avec son
flacon et sa boîte. Je reconnus sans peine, malgré l'eschare
produite par la cautérisation, un petit abcès fistuleux provenant d'une périostite alvéolo-dentaire, pour laquelle je
lui conseillai la seule chose qu'il eût à faire : aller voir son
dentiste.

Si puissante que soit contre le chancre simple,
je parle du vrai chancre, la cautérisation destructive, il y a des cas dans lesquels il est bon de s'en
abstenir. Il ne faut pas oublier, en effet, que cette
opération peut laisser après elle d'irréparables
pertes de substance, de larges et indélébiles cica-
trices, qui resteront comme témoins irrécusables
d'un mal qu'on a toujours intérêt à cacher. Si
donc, pour détruire un chancre qui, traité par les
moyens ordinaires, aurait pu se guérir en quelques semaines et sans laisser aucune trace, ce qui
arrive le plus souvent, vous exposez le malade

à en conserver éternellement la marque, vous lui rendez un mauvais service. Que plus tard cet homme se marie, le voilà condamné vis-à-vis de sa femme à une contrainte perpétuelle ; car il redoutera avec juste raison d'être obligé, si elle s'en aperçoit, à un aveu toujours pénible, et qui pourrait avoir pour résultat d'amener chez elle un refroidissement et même un sentiment de répugnance facile à comprendre. Cette considération, qu'il ne faut jamais perdre de vue dans le traitement du chancre simple, s'applique également au traitement des bubons.

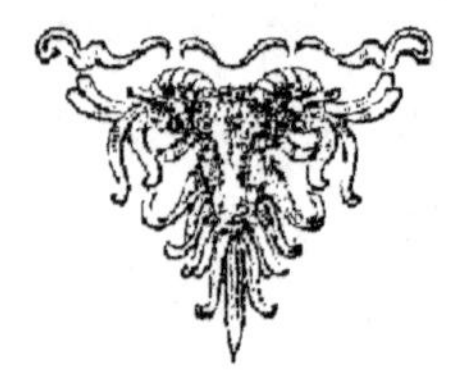

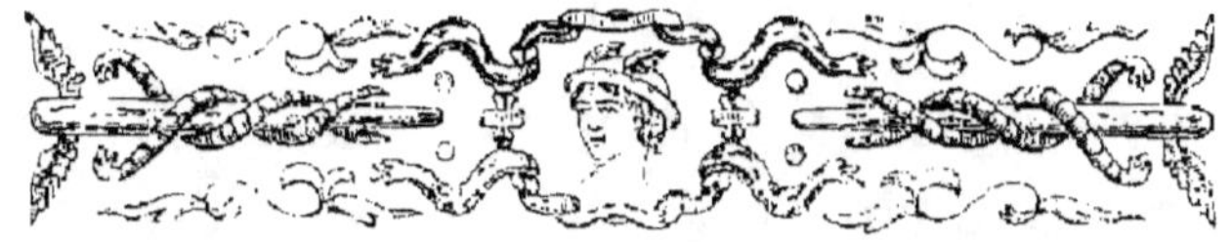

QUATRIÈME LETTRE

PRATIQUES DU CHARLATANISME DANS LE TRAITEMENT
DU CHANCRE ET DE LA SYPHILIS. — CONCLUSION.

Après les charlatans bourrant leurs victimes de mercure, le donnant à tort et à travers pour tous les maux vénériens, voire même pour l'herpès et les fistules dentaires, voici d'autres empiriques, non moins nombreux, annonçant avec fracas la guérison *sans mercure* de la seule maladie, la syphilis, qui en ait absolument besoin, qui sans lui nous exposerait aux plus redoutables accidents, à la mort peut-être.

Mercure, dieu des charlatans, proscrit par ses disciples !

Nous avons vu plus haut les injections accusées d'être la cause des rétrécissements ou autres complications dont la blennorrhagie peut être suivie. Même chose pour la syphilis et le mercure.

Le malade est-il pris de douleurs rhumatoïdes?
C'est le mercure qui circule dans ses muscles. Ses
cheveux viennent-ils à tomber? C'est le mercure
qui, s'engageant sous le cuir chevelu, a tué les
bulbes pileux. La couronne de Vénus vient-elle
illustrer son front? C'est le mercure qui l'y a
posée. Et plus tard, quand sévit la syphilis tertiaire, quand se soulèvent les exostoses, quand les
os se gonflent, se carient, se nécrosent, c'est encore
et toujours le mercure qui est le coupable.

Singulière erreur! Étrange et dangereux so-
phisme qui, de nos jours encore, entretient dans
le public une foule de terreurs imaginaires, et qui,
mettant obstacle au libre exercice d'une thérapeutique éclairée, favorise le trafic de tous ces
médicastres dont l'unique talent consiste à vivre
aux dépens de la santé d'autrui! Pauvres malades,
qui les prenez pour guides, quel sort est le vôtre!
Ici gorgés de mercure inutilement, là livrés sans
défense aux injures de la vérole!

OBSERVATION I. — Au mois d'août 1872, M. X..., employé de commerce, contractait un chancre infectant, pour
lequel il alla consulter un charlatan qui s'annonçait alors
comme inventeur d'un *Nouveau traitement végétal, ga-
ranti sans mercure*. Ce chancre fut suivi des symptômes
ordinaires de la syphilis secondaire (roséole, plaques muqueuses, etc.), qui se renouvelèrent à plusieurs reprises
pendant une année environ, au bout de laquelle M. X..., se

croyant complètement guéri, et encouragé d'ailleurs par
son charlatan, dont il n'avait pas cessé de suivre le susdit
traitement végétal, crut pouvoir réaliser un projet de mariage depuis longtemps caressé entre lui et la fille de son
patron.

Cinq années se passèrent sans aucun autre accident. M. X...
était devenu le père de deux enfants, un garçon et une fille,
dont la belle venue, la vigoureuse santé, l'absence sur eux
de tout symptôme syphilique l'avaient de plus en plus convaincu de sa guérison définitive. Tout allait donc pour le
mieux dans le jeune ménage, lorsqu'au mois de novembre
1877, M. X... fut pris, vers la racine du nez, entre les deux
sourcils, d'une douleur sourde et continue, accompagnée
d'un léger larmoiement, d'un peu de gêne dans la respira-
tion nasale et d'une sécrétion muco-purulente, épaisse et
fétide, qui l'obligeait à se moucher fréquemment.

M. X..., toujours convaincu de sa guérison, dont il croyait
voir la preuve vivante, lui souriant chaque jour dans les
yeux clairs, le teint rose et frais de ses jeunes enfants, avait
complètement oublié son ancienne syphilis. Aussi ne con-
çut-il d'abord aucune inquiétude, attribuant les symptômes
qu'il éprouvait à un simple coryza qu'il croyait devoir à
un refroidissement. En vain le temps s'allongeait et avec
lui le mal allait en s'aggravant; M. X..., persistant dans
son optimisme, se contentait, pour tout traitement, d'appliquer chaque soir, suivant l'antique usage, une légère
couche de suif sur son nez.

Mais un matin, quel réveil! M. X..., en se mouchant,
sent un corps dur s'échapper de sa narine droite, et aperçoit aussitôt dans son mouchoir un fragment d'os assez
volumineux, strié de pus et de sang!... Une heure après,
il arrivait chez moi, et me montrait, tout effaré, la terri-
fiante épave, dans laquelle je reconnus facilement un des
cornets de la charpente nasale. Je renonce à dépeindre son
désespoir, d'autant plus poignant, que cet accident était

venu le surprendre au milieu de la plus parfaite quiétude.
Ce fut à mon tour de le rassurer, m'étant convaincu, par
un minutieux examen, que le mal n'était pas au-dessus des
ressources de l'art, et qu'il y avait, par conséquent, tout
espoir de le guérir. C'est en effet ce qui arriva, grâce à un
traitement énergique, dont l'iodure de potassium, ce grand
justicier de la syphilis tertiaire, fit les principaux frais.

M. X... a donc pu conserver son nez, en apparence in-
tact; mais devenu depuis lors aussi craintif qu'il était autrefois insouciant, il a gardé de cette aventure une idée fixe
qui l'obsède jusque dans ses rêves, et qui, soit dit en pas-
sant, est une des formes les plus communes de ce trouble
mental connu sous le nom de *syphilophobie :* la peur in-
cessante de se voir un jour affublé d'un nez en carton-
pâte ou en argent !

Cette observation, qui nous montre à quels
dangers nous expose la syphilis abandonnée à
elle-même ou traitée, ce qui est pire encore, par
d'ignares charlatans, est également instructive
à un autre point de vue. Elle prouve une fois
de plus ce que nous avons avancé et longuement
soutenu dans notre livre sur la *Syphilis dans
ses rapports avec le mariage,* savoir : que cette
maladie n'est que très exceptionnellement, et
même, d'après quelques auteurs du plus grand
mérite, ne serait jamais transmissible par héré-
dité directe du père aux enfants. Pour qu'un individu syphilitique engendre un enfant vérolé, il
faut, au moins dans l'immense majorité des cas,

que la mère ait été elle-même préalablement in-
fectée. C'est là un fait heureux, que mon expérience personnelle me permet d'affirmer hautement, et qui ne compte plus aujourd'hui que de
rares contradicteurs. Combien, parmi mes clients,
je pourrais citer d'individus qui se sont mariés
après avoir eu la vérole, quelques-uns même en
pleine période secondaire, et dont les enfants
n'ont jamais présenté le plus petit symptôme qui
rappelât la maladie paternelle! Mais revenons à
notre sujet.

OBSERVATION II. — En juin 1875, M. X..., élève de
l'École des beaux-arts, vint me consulter pour un chancre
infectant datant de six semaines, et qui déjà s'accompagnait
de quelques taches de roséole disséminées sur le ventre et
la poitrine. Je lui prescrivis des pilules de sublimé (deux
par jour), et comme adjuvant, toujours utile dans le traitement de la syphilis à toutes ses périodes, de l'arséniate de
soude (1 centigramme par jour) dissous dans un mélange
de sirop d'écorce d'oranges amères et de sirop de gaïac. Je
le prévins en même temps, suivant mon habitude, de la
nécessité d'un long traitement, quinze à dix-huit mois peut-
être, pour obtenir une guérison sur laquelle nous puissions
compter, traitement d'ailleurs fort simple, ne devant lui
imposer aucun régime spécial, ni aucune interruption dans
le cours de ses études. Au bout de quinze jours, le chancre
était cicatrisé, et la roséole avait entièrement disparu.

Malheureusement pour lui, M. X..., d'un caractère léger,
insouciant, se crut alors complètement guéri, et, sans tenir
compte de mes avertissements, abandonna son traitement

pour reprendre sa vie habituelle, où le plaisir tenait ordinairement plus de place que le travail. Quatre mois s'écou-
lèrent ainsi sans qu'aucun autre symptôme apparent vînt
lui signaler de nouveau la présence de l'ennemi qui
circulait silencieux dans ses veines. Chancre et vérole
étaient donc joyeusement oubliés, lorsqu'un jour notre
jeune imprudent voulant allumer un cigare, fut tout étonné
de ne pouvoir y réussir sans être obligé, à chaque bouffée
qu'il en tirait, d'éternuer violemment. L'idée lui vint alors
de boire un verre d'eau; mais, ô nouvelle surprise! une
portion du liquide, refluant de la bouche dans les fosses
nasales, reprit le chemin du verre où elle dut être vivement rejetée.

M. X..., qui demeurait dans mon voisinage, accourut
aussitôt chez moi, et je pus alors — ce qui n'était que
trop facile à prévoir — constater une perforation de la
voûte palatine, mettant en communication directe la bouche
et l'intérieur du nez. La perte de substance qui avait produit cette perforation était heureusement assez petite encore pour me laisser l'espoir d'y remédier. Deux cautérisations faites sur ses bords avec du nitrate acide de mercure amenèrent bientôt, en effet, le développement de
bourgeons charnus, qui, en se rapprochant, se soudèrent
entre eux de manière à combler la lacune osseuse. Il va
sans dire qu'un traitement interne, mercuriel et ioduré, fut
prescrit à M. X..., qui le suivit cette fois avec persévérance, et en y apportant tout le zèle que pouvait lui inspirer le désir de ne plus voir se renouveler pour lui de pareilles surprises.

Un fait singulier, plus particulièrement propre
à la syphilis tertiaire, est l'indolence presque absolue, la marche lente, insidieuse, de certaines

de ses lésions, même des plus graves. Ainsi
voilà un malade chez qui se produit une perforation du palais, laquelle a nécessairement exigé un
long travail de mortification, et qui ne s'en aperçoit que quand ce travail est complètement achevé,
quand la fumée de son cigare et le liquide qu'il
veut boire lui passent par le nez ! Je me rappelle
un autre malade qui fut affreusement défiguré
par une gomme syphilitique tellement indolente
dans son développement, qu'il n'en prit aucun
souci, jusqu'au jour où elle se ramollit et lui
enleva, en s'ulcérant, toute l'aile droite du nez.
Avis donc à ceux que menace la syphilis tertiaire ; qu'ils se tiennent toujours sur leurs gardes,
et n'en négligent aucun symptôme, si léger qu'il
paraisse à son début.

OBSERVATION III.— Dans une maison de campagne des en-
virons de Paris vivait, il y a quelques années, M. X..., retiré
des affaires, bien qu'il fût encore assez jeune. En causant
un jour avec ce monsieur, chez qui je me trouvais comme
simple visiteur, j'aperçus sur son front, près de la naissance des cheveux, une assez large tache de forme ronde
et de couleur cuivrée, aplatie au centre et présentant à sa
circonférence un relief squameux. Le doute n'était pas
possible sur la nature de cette tache ; j'y reconnaissais la
marque évidente et comme le cachet d'une syphilis ancienne, que M. X... ne cherchait pas sans doute à me dissimuler, puisqu'il restait tête nue devant moi. Baissant alors
la voix, je lui demandai depuis quand il avait la vérole.

M. X... me répondit qu'il l'avait contractée peu de temps avant son mariage, qui remontait à dix ans. Il avait eu alors un chancre, puis la roséole, des plaques muqueuses à la gorge et divers autres accidents qui, depuis cette époque, s'étaient reproduits presque sans intermittence. C'était peut-être pour la vingtième fois, me dit-il, que reparaissait la plaque que je lui voyais sur le front. « Du reste, ajouta-t-il, comme ma femme et mes enfants (il en avait cinq) n'ont jamais rien eu, et que ma santé générale est assez bonne, j'ai fini par en prendre mon parti, et je renonce à l'espoir de me guérir. »

Ayant ensuite demandé à M. X... quel traitement il avait suivi, j'appris qu'il n'avait jamais eu recours qu'à l'homœopathie !

Nous irions au delà de notre pensée en classant parmi les charlatans tous les homœopathes, sans exception. Nous connaissons parmi eux de fort honnêtes gens, organisés, il est vrai, pour croire au merveilleux et à l'absurde, mais par cela même, hommes de foi sincère et de droite allure. Les homœopathes prescrivent d'ailleurs le mercure contre la syphilis ; mais à quelle dose, grand Dieu ! Supposez un centigramme de sublimé jeté dans la Seine du pont de Bercy, et l'eau du fleuve prise à Auteuil pour servir de remède contre la syphilis, et vous n'aurez encore qu'une bien faible image des dilutions homœopathiques. Un vrai sectateur d'Hahnemann en tremblerait pour ses malades. Tremblons aussi pour eux et plaignons-les ; car si la foi doit nous sauver dans l'autre monde, il n'est, hélas ! que trop certain qu'elle ne peut rien en celui-ci pour le salut des vérolés.

Un gros volume nous suffirait à peine pour relater ici, parmi ceux seulement dont nous avons été personnellement témoin, les méfaits de la syphilis traitée sans mercure, c'est-à-dire abandonnée à elle-même. Point n'est besoin d'ailleurs de nous arrêter plus longtemps devant la vitrine aux horreurs du musée Dupuytren. A ceux qui, trompés par les réclames des charlatans, douteraient encore de la puissance de ce remède, nous répondrons en les engageant à suivre pendant quelque temps les visites des hôpitaux et de nos dispensaires spéciaux, et à comparer, comme nous avons pu le faire depuis vingt-cinq ans, les malades traités par le mercure dès le début de leur chancre, à ceux qui sont restés sans autre traitement que l'ingestion de drogues inutiles. Là, dans ce livre, toujours ouvert pour qui veut y chercher la vérité, ils verront bientôt quelle heureuse influence exerce sur la marche de la syphilis un bon traitement commencé à temps. Et ils n'hésiteront pas à condamner ces hommes qui, par ignorance ou en vue de coupables spéculations, ne craignent pas d'appeler à eux les faibles d'esprit, pour les laisser ensuite sans secours et sans défense contre les assauts d'une maladie toujours grosse d'orages et de périls!

Et d'ailleurs pourquoi, je le répète, se priver volontairement du remède qui seul — trois siècles d'observations sont là **pour le dire** — puisse guérir la syphilis? Écoutons sur ce point l'opinion des auteurs les plus autorisés.

J. Hunter : « Le mercure est le grand spécifique de la syphilis constitutionnelle comme du chancre. »

Ricord : « Les thérapeutistes peuvent affirmer qu'ils préviennent ou font disparaître, par l'emploi du mercure, les manifestations constitutionnelles dans le plus grand nombre des cas. »

Diday : « Comptez peu sur les cataplasmes, pommades, bains tièdes, etc., pour résoudre l'induration du chancre. Le traitement mercuriel a seul cette puissance; c'est une de ses spécialités, et, à coup sûr, l'une des plus certaines. »

Gubler : « C'est principalement contre les accidents syphilitiques que se manifeste la puissance du mercure; son efficacité se montre surtout dans la période secondaire; néanmoins, elle est incontestable encore dans les accidents les plus tardifs de la maladie spécifique, et l'expérience justifie la conduite de ceux qui débutent toujours par des préparations mercurielles dans le traitement de la syphilis constitutionnelle avancée, alors même que la forme des lésions semble réclamer instamment l'emploi de l'iodure de potassium. »

Nous pourrions de beaucoup prolonger cette liste. Bornons-nous à citer encore l'opinion d'un de nos jeunes confrères les plus distingués, M. H. Hallopeau, auteur d'un mémoire très remarquable et très complet sur *le Mercure, son action physiologique et thérapeutique* [1] :

« Le mercure, dit-il, agit sur la syphilis à toutes ses périodes ; il en fait le plus souvent disparaître les manifestations ; il les modifie toujours avantageusement, et, selon toute vraisemblance, il peut, dans une certaine mesure, en prévenir le retour : *c'est l'antisyphilitique par excellence.*

» Son action sur le chancre est des plus évidentes ; il ne le fait pas avorter, mais il en abrège la durée, et il provoque la fonte de l'induration... Son influence curative sur les accidents secondaires n'est pas moins certaine ; elle peut en prévenir, ou tout au moins en restreindre le déve-

____

1. Un volume grand in-8, Paris, 1878, chez J.-B. Baillière et fils.

loppement, en atténuer l'intensité et en accélérer la disparition. »

Sans doute le mercure peut provoquer des accidents, qu'il est juste de signaler après avoir reconnu ses avantages. Mais, hâtons-nous de dire qu'il est toujours possible et même facile de les éviter. Comme toutes les substances douées d'une action puissante sur l'organisme, le mercure n'est à craindre que par l'abus que peuvent en faire des ignorants ou, comme nous l'avons vu plus haut, d'avides empiriques, le donnant à tout venant, sans règle et sans mesure. Pour tout remède actif, *c'est la dose qui fait le poison*. Un gramme d'opium donne la mort, un grain procure un sommeil bienfaisant. L'alcool que nous prenons chaque jour, par plaisir ou par besoin, ne devient-il pas, absorbé en excès, un des plus redoutables poisons? Ainsi en est-il pour le mercure, qui — nous pouvons en attester encore les plus grands noms de la médecine, depuis Hunter jusqu'à Ricord, notre ancien maître — est *absolument inoffensif*, administré avec prudence, suivant les règles de l'art, et à la dose strictement nécessaire pour guérir la syphilis.

Chose remarquable ! le mercure, dès qu'on le donne à dose assez forte pour en obtenir des effets morbides, cesse d'agir contre le mal. Son pouvoir thérapeutique, avantage précieux pour les malades et aussi pour les médecins, ne s'exerce donc, comme l'a dit justement M. Rollet, « qu'en deçà de la limite où il devient dangereux ».

Ajoutons enfin que le mercure, pris à dose thérapeutique, loin de rester indéfiniment dans l'organisme, comme l'ont avancé certains spéculateurs, en est, au contraire, promptement éliminé. De nombreuses expériences ont, en effet, démontré qu'il en sort par toutes les voies : par l'urine, par la sueur, la salive, le lait, etc. C'est même sur ce dernier mode d'élimination qu'est fondé le traitement bien connu des enfants syphilitiques par l'intermédiaire d'une chèvre ou de leur nourrice. De plus, nous sommes en possession, pour chasser le mercure, d'un remède certain, l'iodure de potassium, que nous ne manquons jamais de prescrire à nos malades, puisqu'il est lui-même un antisyphilitique. Les belles expériences de Nathalis Guillot et Melsens, faites en 1844, ont mis ce fait hors de doute. L'iodure de potassium, se combinant avec le mercure au sein même de l'organisme, forme un iodure double et très soluble, qui, bientôt éliminé par les reins, entraîne avec lui les dernières traces mercurielles qu'un traitement prolongé aurait pu y laisser.

8.

Arrière donc ce préjugé stupide, cette peur insensée du mercure, qui, longuement entretenue par des charlatans qui en vivent, ferme à tant de pauvres malades leur seule voie de salut! N'oublions jamais que la syphilis, si légère qu'elle puisse paraître dans ses manifestations, est une maladie dont l'avenir est toujours menaçant. Rien n'est donc à négliger de ce qui peut en conjurer les périls : « *Si tu ne crains pas Dieu, au moins crains la vérole!* »

Pour terminer cette trop longue étude du charlatanisme médical dans ses rapports avec les maladies vénériennes, il nous resterait à en indiquer ici les caractères distinctifs, à donner le signalement, dessiner le portrait, à faire, en un mot, le diagnostic du charlatan. Mais la chose est impossible, du moins pour le charlatanisme tel que nous le comprenons et l'avons défini. Pour nous, en effet, la publicité, même extra-scientifique, ne saurait être la marque certaine du vrai charlatanisme. Tout dépend de ce qui se passe derrière le rideau. Annoncer simplement une consultation ou un livre, avec les seules indications strictement nécessaires, n'est pas, à notre avis, faire acte de charlatanisme, si la consultation est honnêtement pratiquée, si le livre est bon et n'a pour objet que de vulgariser des notions utiles et accessibles à la masse du public. Qu'il y ait là une infraction aux usages reçus parmi nous touchant la dignité professionnelle, c'est tout ce qu'on peut dire, non sans regretter cependant de voir les médecins honnêtes rester ainsi les dupes et les victimes d'un préjugé, respectable sans doute, mais qui les force à laisser le champ libre au charlatanisme, en les privant de la seule arme avec laquelle ils pourraient utilement le combattre. « La lettre tue et l'esprit vivifie, » dit la sagesse. La lettre ici c'est le préjugé, qui nous lie les mains et nous empêche d'opposer au poison le contre-poison. En attendant que l'esprit nous vienne, contentons-nous de condenser en préceptes distincts, comme nous l'avons fait pour la prophylaxie du mal vénérien, les enseignements qui précèdent sur la prophylaxie du charlatanisme.

I. Considérer, en général, comme suspecte, malsaine et de mauvaise odeur, toute annonce d'un traitement, gratuit ou payant, pompeusement qualifié de traitement *nouveau, radical, souverain, merveilleux, infaillible, incomparable, supérieur à tout autre, etc., etc.*, avec ou sans approbation de l'Académie de médecine.

II. *Idem*, toute annonce ou réclame préconi-

sant une médecine *nouvelle, rationnelle, naturelle, méthodique, physique, chimique, physiologique, etc., etc.*, mots vides de sens, pièges tendus à l'ignorance et à la crédulité des malades.

III. *Idem*, toute annonce de remèdes secrets,
tels que pilules, sirops, mixtures, robs, élixirs ou
autres composés pharmaceutiques, proposés comme
dépuratifs, sudorifiques, antivénériens, etc., etc.

IV. *Idem*, toute annonce dont l'auteur se pare
de titres mensongers ou insignifiants, tels que :
médecin de la Faculté de Paris, pour faire croire
qu'il est docteur, quand il n'est qu'officier de santé ;
professeur de médecine ou de botanique, ce qui
n'est pas un titre, puisque tout citoyen a le droit
d'enseigner la médecine ou la botanique à son
concierge ; *membre de plusieurs académies ou
sociétés savantes*, ce qui est nécessairement faux,
attendu qu'aucune société de ce genre n'accepterait
ou ne garderait au nombre de ses membres un
médecin qui commettrait de pareilles annonces.

V. *Idem*, toute annonce d'un cabinet médical
annexé à une pharmacie, et disposé de telle manière que l'on ne puisse sortir de l'un sans passer
par l'autre et s'y arrêter pour acquitter le prix de
la consultation gratuite.

VI. Fuir comme la peste la lecture des livres de médecine *à l'usage des gens du monde*, c'est-à-dire à l'usage de gens qui ne peuvent les comprendre, et à qui l'auteur est libre, par conséquent, de dire tout ce qu'il veut pour les effrayer et les attirer dans sa boutique.

VII. Dans toute consultation dite gratuite, ne jamais accepter de la main du médecin des médicaments préparés d'avance, et au moyen desquels il vous fera payer la susdite consultation dix fois ce qu'elle vaut. Refuser également ou conserver pour autre usage toute ordonnance qui ne pourrait être exécutée que par un pharmacien qu'il vous aurait lui-même indiqué.

VIII. Exiger de tout médecin que vous consulterez, gratuitement ou en le payant, une ordonnance ne contenant que des médicaments connus et formulés de manière à *pouvoir être préparés par tous les pharmaciens*.

Si tous les malades voulaient suivre ces préceptes, les deux derniers surtout, le charlatanisme médical, au moins dans l'espèce qui nous occupe, aurait vécu. Mais ici encore je crains bien de n'avoir prêché que dans le désert. Au médecin honnête et instruit, qui guérit sans bruit et sou-

vent sans autre récompense que le sentiment du
bien accompli, la foule des malades préférera
toujours l'empirique ignorant qui l'éblouit et
l'exploite. Le public, comme les enfants, aime la
fanfare et le panache. Et voilà pourquoi le charlatanisme est immortel, en politique, en religion,
aussi bien qu'en médecine.

Charlatans poilus en république, chamarrés
sous les rois, charlatans sous le froc ou la soutane,
charlatans du comptoir, de la finance, vous êtes
nos maîtres ! *Vulgus vult decipi...*

Un jour peut-être, dans un siècle ou deux, quelque amateur bouquinant sur le quai Voltaire,
trouvera ce livre dans la boîte à cinq sous, en
donnera quatre, et l'emportera. Et je l'entends
d'ici se disant après l'avoir lu : Si les temps sont
changés, c'est toujours même chose !

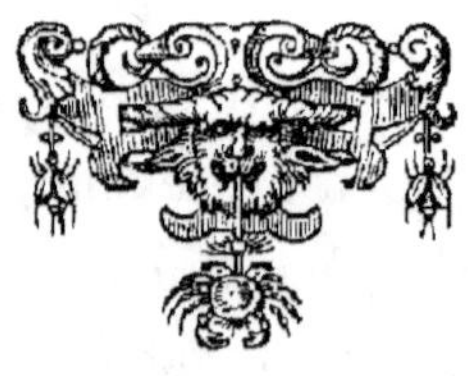

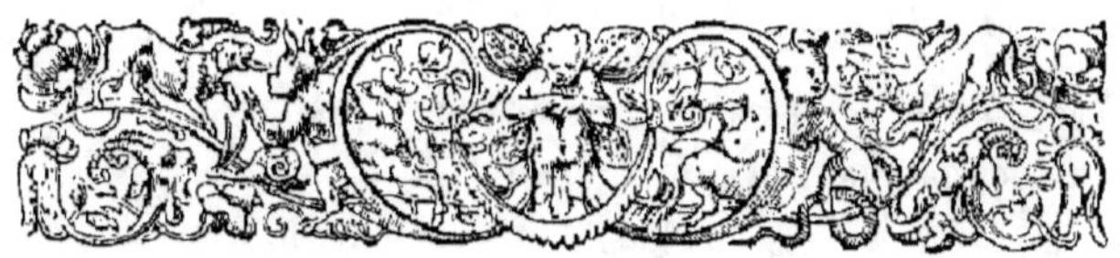

TABLE DES MATIÈRES

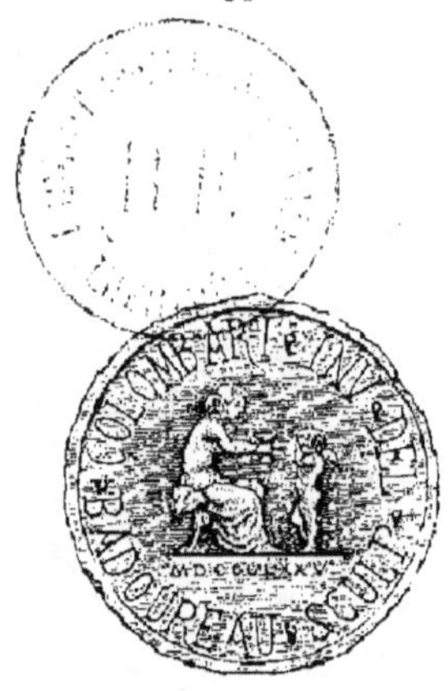

PARIS. — IMPRIMERIE ÉMILE MARTINET, RUE MIGNON, 2.

PARIS. — IMPRIMERIE ÉMILE MARTINET, RUE MIGNON, 2.

www.ingramcontent.com/pod-product-compliance
Lightning Source LLC
LaVergne TN
LVHW012318170726
843503LV00002B/700